LA FLOR DE LA SALUD

Sí hay esperanza contra el sobrepeso
y la obesidad.

Betty Sáinz

LA FLOR DE LA SALUD

ÍNDICE

PRÓLOGO

Comer es un gran placer para todo ser humano, yo diría que uno de los mejores placeres de la vida, pero analizado como naturópata no solo es una fuente de placer, ya que la vida del ser humano depende del alimento, además del agua.

El cuerpo humano es un organismo inestable porque tiene entradas y salidas, y mucho depende de lo que entre y salga, y con esto me refiero a que no todo lo que comemos es completamente saludable y muchas veces no podemos sacar lo que el cuerpo debe eliminar, es decir las toxinas. En el libro "La Flor de la Salud", la autora nos explica la verdadera cura de la obesidad la importancia de hacernos conscientes y sanar las emociones para tener una correcta alimentación, porque de lo contrario el cuerpo potencialmente no nada más engorda, sino que enferma y envejece prematuramente.

Hay que recordar que tenemos una complicada máquina instalada en la parte superior de nuestro cuerpo, el "cerebro" y que esta máquina contiene un importante software llamado mente. Si nos pasamos únicamente nutriendo el cuerpo, pero no nutrimos la mente, entonces también llegamos a enfermar espiritualmente.

Este libro es una obra escrita por mi hermana, quien lleva años tratando a personas con obesidad; en ella comparte su experiencia de llevar al paciente al "equilibrio" para conservar la salud y peso sano. Una persona equilibrada física y mentalmente estará llena de salud y podrá ser longeva.

Leer este libro tan práctico nos hace reflexionar y aprender cómo amarnos a nosotros mismos, y la autora nos enseña a no postergar, nos hace conscientes de la edad metabólica y la obesidad y además nos ayuda a diferenciar entre algunos conceptos como hambre, ansiedad, antojo y, finalmente nos da una guía de cómo llevar a cabo paso a paso para llegar a un peso sano.

Elsa Sáinz Gómez
Licenciada en Nutrición y Naturópata.
elsa_nutriologa_naturopata@hotmail.com

CAPÍTULO 1
EL PRIMER ANTÍDOTO CONTRA LA OBESIDAD ES AMARSE A UNO MISMO

Es hora de despertar y decidir ya no hacer dietas mágicas, periodos con dietas cetónicas, ayunos prolongados sin un orden, hiperfarmacología con dietas hipocalóricas, etc., sino VIVIR EN ZONA SANA.

Como nutrióloga he trabajado durante 22 años con pacientes que sufren de obesidad, y como también he trabajado muy cerca de varias psicólogas, he visto que todos los pacientes con obesidad sufren de dos males:

1° Las **comorbilidades** de la obesidad (enfermedades asociadas a la obesidad) que pueden a su vez clasificarse en:

a) Comorbilidades mayores como la diabetes, síndrome de apnea obstructiva del sueño (SAOS) que es no poder respirar o roncar mucho cuando estás dormido, hipertensión arterial (HTA), enfermedades cardiovasculares, problemas de las articulaciones de carga como columna y rodillas, y dislipidemias (o sea que las grasas sanguíneas como el colesterol y triglicéridos están altos).

b) Comorbilidades menores, como pueden ser la colelitiasis (es la formación de piedras o también llamados cálculos en el interior de la vesícula biliar), el reflujo gastroesofágico, daño hepático o hígado graso, alteraciones menstruales, incontinencia urinaria, varices, infertilidad en ocasiones, entre otras.

2° La **inestabilidad emocional** (al no ser constante el equilibrio), aquí me refiero a lo que he observado en las personas que tienen sobrepeso y obesidad: tienden a ser más inseguras, no les gusta tomarse fotos, ir a la playa, etc. también tienden a la depresión y a la baja autoestima, pueden desarrollar más fácilmente la ansiedad y ello lleva a otras conductas como el picoteo de alimentos. Les cuesta trabajo tomar decisiones sobre todo si es el tema es su salud.

Quiero decirte que, si ya eres mayor de 18 años, nadie excepto tú eres el responsable de tu vida. Probablemente de niño pasaste muchas cosas y no hubo una educación alimentaria ni emocional correcta, pero es momento de *tomar las riendas de tu vida.*

Vamos a analizar el concepto *obesidad.* Esta palabra se deriva de la palabra en latín "Obesitas" que significa "cualidad de sobrepeso"; OB (sobre) ESUS (comido) más el sufijo DAD (cualidad). Esto nos dice que la obesidad es comer de más o estar sobre comido. De ahí partiremos y eso analizaremos durante este recorrido, ¿Por qué comemos de más? ¿ Por qué nos refugiamos en la comida?

La OMS (Organización Mundial de la Salud) nos dice que se utilice el índice de masa corporal para saber si se tiene o no sobrepeso u obesidad. Un índice de masa corporal superior a 30 ya es obesidad. Esto quiere decir que unos diez kilogramos en exceso del peso máximo teórico se consideran obesidad. La fórmula para calcular el índice de masa corporal es: dividir el peso de la persona en kilogramos entre el cuadrado de su estatura en metros.

$$IMC = Peso(kg) / [Estatura(m)]$$
(ver clasificación más adelante)

"El punto aquí es que ya has comido más de lo que tu peso sano necesita", pues la obesidad es un desequilibrio entre lo que ingieres (más) y gastas (menos). Aunque muchos pacientes incluso aseguran "no comer de más", el cuerpo habla. Tal vez, en tu caso, estarás comiendo con desequilibrio los macro y micronutrientes. Si, por el contrario, tu caso es que comes de más, o en picoteo y a deshoras, la pregunta sería, ¿por qué lo haces? En realidad hay muchas respuestas que los pacientes me han dado: por ansiedad, por estrés, porque siento hambre, por aburrimiento, por costumbre, por la sociedad, por la fiesta, porque mi mamá hace comida rica, por antojo, porque me gusta la comida, por soledad, etc.

Y mi respuesta a ello es otra pregunta: ¿Y, estás decidido ahora sí a bajar de peso? Todos me contestan lo mismo: "sí, ahora sí". Sin embargo, muchos se quedan en el camino. ¿Por qué? Porque se aman incorrectamente, con sabotajes inconscientes; esa es la razón, pero hay muchas maneras de explicarla.

Para ello es importante la reflexión y la aceptación de lo que realmente pudiera estar pasando en ti. Muchos pacientes piensan que están enfermos de la tiroides, y tal vez algunos sí puedan tener hipotiroidismo, sin embargo, les aseguro que desde antes del diagnóstico ya venían comiendo mal y con carencias nutricionales, mismas que nos pueden llevar a muchas enfermedades o padecimientos.

Debemos también entender el metabolismo, y no es como muchos creen ir al baño tres veces al día; el metabolismo va más allá de lo que imaginas, es espectacular conocer la célula, específicamente la mitocondria, que es en donde se lleva a cabo el proceso metabólico.

El metabolismo es el conjunto de todas las reacciones químicas catalizadas por enzimas que ocurren en las mitocondrias como una actividad coordinada y con propósitos bien definidos en la que cooperan diversos sistemas de enzimas y sustancias, e intervienen nutrientes para poder efectuar estas funciones y generar energía.

Además, el metabolismo está conectado con la naturaleza, por ejemplo, para realizar la absorción de la vitamina D3 y obtener energía química del entorno, necesitamos de la luz solar. Así como para conciliar el sueño y generar melatonina necesitamos los ciclos de la luna.

En el metabolismo se sintetizan las macromoléculas celulares a partir de los precursores, que son los nutrientes.

Por eso debemos saber qué comer. para tener un metabolismo activo y sano y, así formar y/o degradar las biomoléculas necesarias para las funciones hormonales y neurotransmisoras, entre otras.

Pudiera hablar mucho del metabolismo, pero no es mi intención que aprendas fisiología ni bioquímica; entonces, vayamos a conocer los antídotos contra la obesidad.

A lo largo del libro estaré dando todas las claves, pautas y ejercicios para que tú como lector puedas iniciar un buen proceso de tu reducción de peso y enamorarte de tus nuevos hábitos que debes generar para tener un mejor estilo de vida.

A lo largo de mi carrera profesional he observado a mis pacientes con obesidad, y encuentro una gran coincidencia, ya que en su mayoría (por no decir que todos), no se aman correctamente. Generalmente, traen mucho resentimiento guardado, muchas veces contra los papás o contra el cónyuge, quieren desaparecer a la familia o ellos mismos quieren desaparecer; así me lo han expresado. No le encuentran sentido a la vida, no saben cuál es su misión y no se sienten atractivos. No encuentran una razón para cuidarse. Entonces, entre las pocas cosas que les dan placer están comer, beber o dormir.

Es por ello que se requiere de un tratamiento en equipos multidisciplinarios en donde al paciente con sobrepeso u obesidad se le recomiende ir a asesoría psicológica; sin embargo, yo creo que no basta con la psicología y la nutrición, sino que debemos curar el alma.

Amarse a uno mismo es brindarse cuidado a sí mismo, en todo sentido: cuidado físico, emocional y también espiritual.

Hay muchas razones para cuidarnos y protegernos, y también para autorrealizarnos (aunque esta última palabra la explicaré más adelante, esa autorrealización se da cuando tú brindas algo de ti para el mundo).

Amarnos es más fácil si comprendemos y aceptamos que desde nuestra concepción fuimos ya amados por un ser maravilloso y muy superior a nosotros, es nuestro creador, Dios, y Él nos ha enseñado desde el inicio de la historia a amarnos.

El amarnos no es vanidad, es un mandato: *"El Señor Nuestro Dios es único Señor. Amarás al Señor tu Dios con todo tu corazón, con toda tu alma, con toda tu inteligencia y con todas tus fuerzas". Y después vino otro mandato: "Amarás a tu prójimo como a ti mismo" Marcos 12, 29-31.*

No hay ningún mandato más importante que estos. Entonces: ¿qué tanto te amas?

Muchos autores hablan de máscaras, pues yo te digo quítate las falsas máscaras, la ausencia del amor propio puede traer enfermedades emocionales y entre ellas yo no descarto la **obesidad**, y ¿por qué lo digo?, porque la obesidad es una enfermedad multifactorial en la que inciden lo psicológico y lo emocional.

Las emociones repercuten en la salud física y espiritual; hemos escuchado muchas veces que está científicamente comprobado que si tal o cual emoción no está correctamente manejada, entonces impacta en la salud física como dolor de rodillas, fiebre, incluso diabetes, cáncer, etc. Lo que he observado en los pacientes es que para la gran mayoría su obesidad está relacionada con quererse proteger de algo: de la soledad, de la tristeza, de la sexualidad, de la culpa, etc., es como una barrera de protección. Sin embargo, esto es erróneo, pues es no saberse amar.

Las razones para amarnos inician desde la infancia (por ello es importante tener buenos padres o tutores), pero si por algo no se tuvieron cuando éramos niños, es importante sanar los conceptos errados y encontrar dichas razones para amarnos y amar. (La principal razón es saber que Dios está en ti, si tú lo dejas entrar).

Para encontrar estas razones del porqué debes amarte y respetarte, ponte firme en la decisión de trabajar en ti, de enfocarte en ti; deja por unos momentos a los demás para que puedas concentrarte, y eso no es egoísmo, es amarte y dejar vivir. Lograr independencia emocional, no depender de otras personas ni objetos para ser feliz.

En la obesidad hay mucha codependencia y pareciera que la felicidad la da el alimento, desde una bebida hasta un dulce, y ¡no debería de ser así! Eso es solo un placer o una satisfacción momentánea. Cuando la persona no puede estar tranquila en la ausencia de alguna persona o sustancia así sea dulce o alcohol o cualquier alimento incluso drogas, se vuelve esclavo de ello. Esto pudiera significar que no sabe manejar algún sentimiento o emoción y lo canaliza al alimento o sustancia; quizá un ser querido falleció y la persona se vuelve esclava de su tristeza y lo cubre comiendo o bebiendo o inhalando. Yo estoy convencida de que somos hijos de Dios y, por lo tanto, somos libres (ésa es solo responsabilidad en tu decisión), pero la persona se vuelve esclava de su misma adicción ya sea a otra persona, sustancia o alimento e incluso a acciones.

"Cristo nos liberó para ser libres". Manténganse pues firmes y no se sometan de nuevo al yugo de la esclavitud. Gálatas 5, 1.

¿Y qué significa libertad?, según la real academia española la libertad es la facultad natural que tiene el hombre de obrar de una manera o de otra, y de no obrar, "por lo que es responsable de sus actos".

Por lo tanto, somos responsables de lo que somos y de cómo estamos, y de alguna u otra manera pagamos las consecuencias de nuestros actos y de nuestras decisiones. Estar con sobrepeso y tener comorbilidades como hipertensión o atrofia de rodillas o tobillos o de músculos, o varices o problemas de circulación entre otros tantos padecimientos, es consecuencia de la suma de nuestra carga genética y de nuestras decisiones de vida, como por ejemplo: no movernos, no comer alimentos sanos, no tener orden en la alimentación y/o ser dependientes de lo dulce o de la grasa o de cierta sustancia o alimento.

Entonces, dentro del primer antídoto de amarse a uno mismo está el "no ser esclavos" del alimento ni de ninguna sustancia, hay que ser responsables de nuestros actos.

Sin embargo, en la gran mayoría de los casos no nos enseñaron a amarnos correctamente, (y no porque nuestros padres no quisieran, sino porque a ellos tampoco les enseñaron), entonces en muchos casos la persona con sobrepeso trae sobrepeso desde la infancia, por lo que es de suma importancia que desde niños nos enseñen a cuidarnos. Si este es tu caso te dejo algunas claves que debes tomar en cuenta para analizar tu infancia:

1. ¿Aprendiste disciplina en tu niñez? Los padres proporcionan al niño la disciplina, como los horarios de alimentos, de sueño, hora de descanso, hora de hacer tareas, hora del baño, etc. Van formando a un niño disciplinado que en su momento será un adulto disciplinado; es bueno saber desde niños que si no realizamos nuestros deberes en tal o cual área ello traerá consecuencias creadas por el mismo niño y su indisciplina. Es también importante que un padre sea firme en la educación incluyendo la alimentación del niño, y esto no es ser malo, al contrario, es proteger a su hijo de las posibles adicciones al dulce y la dependencia de los alimentos; así como también protegerlo de posibles enfermedades y de la misma obesidad que podría desarrollar en un mediano o largo plazo.

2. ¿Te brindaron afectividad y cariño en tu infancia? Los padres deben abrazar al niño, jugar con él, vi-

vir momentos de calidad con él. No ser padres ausentes, aunque tengan que trabajar, brindar una hora de calidad al niño. Eso permanece como el amor y afectividad que el niño necesita. He tenido casos de personas que me dicen que como pasaron mucho tiempo solos cuando eran niños o adolescentes pues no les quedaba otra más que comer, o que se aburrían y pues iban a la tienda de la esquina a comprar comida chatarra. Pero no hay excusa: hoy por hoy muchos padres trabajan, tanto papá como mamá, pero enseñan a los niños a tener actividades y también oración, para que no se sientan solos y asegurar que cuando lleguen los padres haya ese tiempo de calidad, aunque sea solo una hora al día.

3. ¿Tus padres o tutores te dieron confianza? Los padres deben dar confianza en la palabra; los padres deben cumplir lo que dicen y además brindarle confianza al niño para que ellos puedan decirse a sí mismos "sí puedo" tanto en sus actividades escolares, como en el hogar y deportivas. Y por supuesto en la elección correcta de alimentos y bebidas. Yo les llamo bebidas inteligentes, botanas inteligentes, postres inteligentes. Elección con confianza.

Esto, aunque pareciera que no tiene que ver con la obesidad, en realidad es la base; un niño sin cariño, sin autoridad firme, buscará refugio en otra cosa, muy frecuentemente en el alimento (lo que puede convertirse en una esclavitud o adicción) y cuando sea adolescente buscará satisfacer esa necesidad de adicción en el mismo alimento o en alguna otra sustancia (alcohol, tabaco o droga).

También están los padres o abuelos permisivos que causan un mal, pues se va construyendo en la mente del niño el placer de la comida chatarra, del exceso de comida; o la falsedad de que los panecillos u otros alimentos (generalmente chatarra) son premios o remedios de alguna situación. Por ejemplo, si por algo un niño llora, los cuidadores (padres, tutores o abuelos) le dan un dulce para consolarlo o distraerlo; entonces aquí se está utilizando al alimento como un tranquilizador, y así ese niño, al llegar a ser adulto, se calma únicamente con comida; y la realidad es que esto va generando falta de amor propio y así va creciendo el niño, sin bases en el verdadero amor y con baja autoestima.

Haz reflexión por favor de estos tres puntos anteriores, y determina si es tu caso. De ser así, entonces debes trabajar tu niño interior; puedes iniciar haciendo una carta con la mano contraria con la cual escribes, y pedirles a tus padres, como si fueras un niño, el amor que necesitas. Pídeles que te abracen, que te den cariño, que te den tiempo, que aceptas ser disciplinado, pídeles que te den confianza, escribe todo lo que de niño deseabas de ellos.

Y luego, con la mano con la que escribes normalmente, redacta una carta como adulto diciéndoles que comprendes por qué no te pudieron dar ese afecto, disciplina y confianza. Pídeles perdón por el rencor y coraje que les has tenido, y diles que tú también los perdonas. Escribe todo lo que quieras decirles.

Luego, en un lugar tú solo, en tu tranquilidad y con mucha fe y amor, haz oración y quema las cartas. (Es un ejercicio de al menos una hora, tómate tu tiempo y dale la seriedad que tú mereces).

Cuando una persona ha sido "gordito" desde temprana edad y ha estado a dieta desde muy niño o joven, es frecuente que la familia ya no crea en esa persona (aunque sea ya un adulto), porque el obeso ha puesto toda su seguridad en el alimento y realmente le es difícil soltarse de esa dependencia: rompe constantemente sus planes de alimentación y la familia dice: "siempre es lo mismo", "siempre promete y no cumple" etc. Así, la familia refuerza la falta de amor en la persona con sobrepeso, que entonces va cayendo a no confiar en sí misma, y a no amarse como debe amarse. Aunque la mayoría de las veces el sabotaje familiar es inconsciente, en ocasiones es con toda consciencia que no apoyan, y es una lucha aún más grande, tanto física como emocionalmente, para la persona con obesidad. Por eso es importante trabajar una red de apoyo familiar-social. Sin embargo, lo esencial es trabajar tú mismo tu mente y tu amor propio.

Me he dado cuenta de que la *impulsividad es el principal factor* que observo en mis pacientes, es por ello si tienes sobrepeso u obesidad, intenta detenerte unos segundos antes de que metas el alimento a tu boca y analiza por qué estás comiendo; una vez que hagas esto, si decides comer, entonces da gracias a Dios por el alimento y bendícelo, y haz de ello un hábito. Porque así poco a poco podrás detener esa impulsividad y tal vez hagas reflexión por lo menos de la calidad de alimentos que estás ingiriendo y poco a poco disminuyas también la cantidad hasta que puedas dominar esa impulsividad.

Otro factor que observo es que la mayoría de los pacientes con obesidad *no saben controlar su estrés.* Aunque a muchos el estrés les quita el hambre por un momento, en realidad el estrés aumenta los niveles de la hormona llamada cortisol, que en un proceso de estrés elevado se convierte a su vez en un detonador del deseo por lo dulce y grasoso, lo cual después de un corto tiempo los lleva a comer impulsivamente.

Otro factor es la *falta de amor por sí mismo* antes mencionada, que lleva a una confusión donde el alimento satisface emocionalmente; es decir, si estás triste comes, si estás contento festejas comiendo, si estás ansioso comes, si estás enojado comes, etc. Principalmente *la depresión* es lo que más he observado *como un factor preobesidad.*

Otra característica de la mayoría de las personas con obesidad ligada al amor incorrecto a sí mismas, es el **histrionismo,** que es la exageración en la manera de expresarse; hablan dramáticamente, buscan llamar la atención, todo inconscientemente. Tal vez te hayas fijado en que hay "gorditos" que son el alma de la fiesta o muy dramáticos. (Habría que revisar la infancia).

Puede también haber otro tipo de personas que sí fueron educadas en el amor durante la infancia y, sin embargo, por algo perdieron el amor propio en la etapa adulta y se refugiaron en el alimento y como consecuencia padecen obesidad. Por ejemplo, tras una relación toxica, una separación o una relación con alguien psicópata, la persona pierde el amor propio. A veces, tras la pérdida de un ser querido como un padre, esposo o un hijo, no salen del duelo y se refugian en el alimento. En estos casos, lo primero que debes hacer es trabajar con el shock o la negación que te haya causado la pérdida, pues tal vez estás estancado ahí, y probablemente te has refugiado en los alimentos, pero debes ya dar el siguiente paso que es la aceptación, (¡es válido llorar!) y avanzar a una etapa donde venga la resolución y veas una reconexión a tu vida, a amarte, cuidarte y respetarte.

En muchas ocasiones, las excusas para comer de más son inconscientes, pero lo que debemos hacer es volverlas conscientes y sacar el "yo adulto"; no victimizarnos, ni tampoco ver las debilidades; hay que ser maduros ante la situación, enfocarnos en las fortalezas para poder vencer a la **obesidad**, y si te parece imposible yo te digo que tu primera fortaleza nuevamente es Dios, y en la Biblia viene: *"Lo que es imposible para los hombres, es posible para Dios". Lucas 18, 27.*

El comportamiento del obeso es muy similar al comportamiento del alcohólico: es "falta de amor por sí mismo". Es una enfermedad emocional y la comida puede llegar a ser una adicción, principalmente a los alimentos procesados, debido a la liberación en el cerebro del neurotransmisor llamado dopamina, que crea una sensación de placer. Por su parte, el glutamato (un potenciador del sabor que se añade comúnmente a la comida) es el principal mediador de la información sensorial, motora, cognitiva, emocional e interviene en la formación de memorias y en su recuperación, estando presente en el 80-90% de las sinapsis (espacio) en el cerebro.

"Hay investigaciones que muestran que algunos alimentos, en particular los que tienen un alto contenido de grasa y azúcar y muchos alimentos ultraprocesados, estimulan una mayor sensación de recompensa que otros". Entonces, la dopamina también puede interactuar con el neurotransmisor glutamato (el neurotransmisor excitador más abundante en el cerebro) que juega un papel en el aprendizaje de hábitos, el deseo y la recaída. Por eso nos hacemos adictos.

REFLEXIONEMOS:

¿Piensas que te has amado correctamente y lo suficiente durante tu vida?

____

¿Por qué?

____

____

¿Consideras que eres independiente emocionalmente?

____

¿Por qué?

____

____

¿Opinas que tienes alguna dependencia a la comida?

____

¿A cuál?

____

¿Crees que dependes de alguna cosa, persona o de alguna sustancia o droga? _______________________________

¿A quién, o a cuál sustancia?__________________________

____

____

¿Te gustaría cambiar toda esta circunstancia?

____

¿Estás dispuesto a trabajar y ser sincero contigo mismo?

____

TÓMATE TIEMPO PARA REFLEXIONAR
EN TUS RESPUESTAS:

¿Reflexionas antes de comer, bendices y das gracias
por los alimentos?_____________________________

____

¿Lo juzgas importante?

____

¿Por qué?

____

____

Las palabras se hacen verbo, si tú bendices y das gracias, puedes cambiar positivamente el sentido del alimento para ti. De esa manera nunca te faltará el alimento, pero al mismo tiempo lo que comas será suficiente.

¿Consideras que tu sobrepeso inició en tu infancia, adolescencia o adultez? _______________________________________

____

¿Tienes bien definido por qué inició? _______________

____

Analiza qué situación en especial viviste en cada etapa de tu vida, o si lo tienes bien definido, analiza esa situación, por ejemplo, la muerte de alguien, la separación de tus padres, el cambio de domicilio a otra ciudad, o tu propio divorcio; sé sincero y tómate tu tiempo para este análisis y reflexiona si tú te abandonaste. Quizá en tu vida adulta lo hiciste inconscientemente por atender a tu esposo, a tus hijos o a tus padres (tener un equilibrio es importante). Si tú no te cuidas y no te atiendes, no podrás cuidar ni atender a tus hijos o a tu esposo o a tus padres o dar el amor a los demás. Primero ámate a ti para que puedas amar a los demás.

Quiero compartirles que alguna vez tuve que ir a AL-ANON (grupos para familiares y amigos de alcohólicos), y viví en un fin de semana el cuarto y quinto pasos, que son:

4° paso: Sin temor, hicimos un sincero y minucioso **examen de conciencia;** y, 5° paso: **Admitimos ante Dios,** ante nosotros mismos y ante otro ser humano la naturaleza exacta de nuestras faltas.

Ahí yo comprendí muchas cosas, tanto de la persona alcohólica como de sus familiares codependientes, y creo que es importantísimo que el paciente obeso analice los doce pasos de AA.

Los doce pasos de AL-ANON: Admitimos que éramos incapaces de afrontar solos el alcohol (en este caso la obesidad), y que nuestra vida se había vuelto ingobernable.

1. Llegamos a creer que un poder superior a nosotros podría devolvernos el sano juicio.
2. Resolvimos confiar nuestra voluntad y nuestra vida al cuidado de Dios, según nuestro propio entendimiento de Él.
3. Sin temor, hicimos un sincero y minucioso examen de conciencia.
4. Admitimos ante Dios, ante nosotros mismos y ante otro ser humano la naturaleza exacta de nuestras faltas.
5. Estuvimos enteramente dispuestos a que Dios eliminase todos estos defectos de carácter.
6. Humildemente, pedimos a Dios que nos librase de nuestras culpas.
7. Hicimos una lista de todas las personas a quienes habíamos perjudicado, estuvimos dispuestos a reparar el mal que les ocasionamos.
8. Reparamos directamente el mal causado a estas personas cuando nos fue posible, excepto en los casos en el que el hacerlo les hubiese infligido más daño, o perjudicado a un tercero.

9. Proseguimos con nuestro examen de conciencia, admitiendo espontáneamente nuestras faltas al momento de reconocerlas.

10. Mediante la oración y meditación, tratamos de mejorar nuestro contacto consciente con Dios, según nuestro propio entendimiento de Él, y le pedimos tan solo la capacidad para reconocer

11. Su voluntad y las fuerzas para cumplirla.

12. Habiendo logrado un despertar espiritual como resultado de los doce pasos, tratamos de llevar este mensaje a otras personas, y practicar estos principios en todas nuestras acciones.

Les comparto también que además yo me enamoré de la oración de AA que dice así:

Dios, concédeme la serenidad
para aceptar las cosas que no puedo cambiar,
valor para cambiar aquellas que puedo,
y sabiduría para reconocer la diferencia.
(La persona con obesidad debería analizar esta oración).

Si tú fueras mi paciente con sobrepeso u obesidad y vinieras al consultorio, te diría que para sanar debes de tener "Amor por ti mismo" (además de disciplina y constancia, ya hablaremos de ello más adelante).

Tal vez tú puedas decirme que a ti no te sucede nada de esto, pero yo te voy a decir, si tienes sobrepeso, simplemente es por dos factores principales: La sobre ingesta y el sedentarismo. Si no comes por emociones tal vez comas por costumbre o hábito, quizá fuiste deportista en el pasado y comías mucho y usabas la energía, y ahora que bajaste el nivel de actividad por alguna razón, sigues comiendo igual y pues provocas el sobrepeso; o tal vez solo comas porque te gusta la comida y no por emociones, pero no estás escuchando a tu cuerpo, y ello ya te está cobrando en la salud y eso no es amarte. Así mismo, la gula (un pecado capital para la religión cristiana) es el deseo desordenado de comer o beber únicamente por placer, la persona conocida como glotón es la que continúa ingiriendo alimentos sin sentir hambre. Y eso tampoco es respetarte ni amarte.

CAPÍTULO 2
EL SEGUNDO MEJOR ANTÍDOTO CONTRA ELSOBREPESO Y LA OBESIDAD ES LA FLOR DE LA SALUD

El amor a sí mismo es un ingrediente que debemos considerar y tener para gozar de salud tanto psicológica como física. Yo considero que para tener amor por sí mismo debemos trabajar personalmente con algunas áreas de nuestra vida, y lo pongo en la siguiente flor de la salud. Les hago una reflexión a los pacientes y propongo que lo más cercano al 100% es en donde deberíamos de estar para mantenernos sanos.

Te invito a construir un estilo de vida y a vivirlo con alegría.

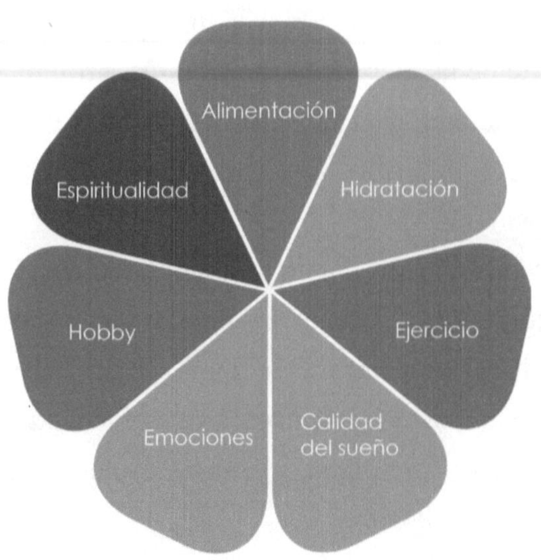

ANALICEMOS LAS IDEAS DE LA FLOR:

1.- ALIMENTACIÓN: Debemos cuidar la _cantidad_ de alimentos, las calorías adecuadas para llegar a un peso sano. Determina tu Índice de Masa Corporal (IMC) que es la relación peso-estatura, y luego úsalo en la ecuación de Harris-Benedict que verás en capítulos más adelante, y calcula los requerimientos diarios de calorías para mantener el peso que sería sano para ti. También puedes tomar las calorías para tu peso actual y restar 500 calorías si tienes sobrepeso o 1000 calorías si tienes obesidad mayor a tercer grado según la tabla del IMC. Además, es importante la calidad de los alimentos, que sean de una variedad bien equilibrada y preferentemente naturales sin tantos alimentos procesados, eliminar grasas saturadas, azúcar añadida a los alimentos y bajar o eliminar el consumo de alcohol. En cuanto al equilibrio de macronutrientes (son aquellos que suministran la mayor parte de la energía: carbohidratos, proteínas y grasas) a mí me funciona bien manejar del 40 al 45% de hidratos de carbono, del 20 al 25% de proteínas y del 30 al 35% de grasas sanas)

La variedad y rotación de los menús que decidas hacer deben ser equilibradas, porque no solo uno o dos alimentos traen todas las vitaminas y minerales, fibras y fitonutrientes. Necesitamos de 25 a 30 g al día de fibra, que se encuentra en cereales integrales, frutas y verduras, y, además cocinar con amor y sobre todo bendecir la mesa.

Hay un dicho que dice "vive más quien come menos". En el 2014 salió una publicación de un grupo de científicos australianos que presentaron una teoría según la cual los alimentos nutritivos bajos en calorías contribuyen a una vida más larga. *(https://actualidad.rt.com/ciencias/view/122859-vida-larga-matabolismo-nutrientes)* Con la limitación de alimentos aumenta el uso de nutrientes de reserva en las células. Además, se aumenta la reparación del ADN (ácido desoxirribonucleico, una proteína compleja que se encuentra en el núcleo de las células y es el principal material genético constituyente de los seres vivos).

Por otra parte, la inflamación celular que se presenta en la obesidad debido a la mala alimentación es un mecanismo de defensa inmunológico; sin embargo, si la obesidad continúa durante un período de tiempo prolongado, la inflamación se vuelve crónica y pueden aparecer enfermedades asociadas como la diabetes y las cardiopatías, entre otras; la reducción en la cantidad de alimentos es clave en el tratamiento.

En la reducción de calorías un punto clave que se recomienda es el autocontrol. Debes restringir alimento y además parte del proceso es tener un balance entre los carbohidratos, las proteínas y las grasas, pero entrenarte y aceptar comer menos es la clave, el autocontrol entonces te ayudará.

Los nutriólogos sabemos que una restricción de 500 a 1000 kilocalorías es adecuada para iniciar o limitar las kilocalorías del metabolismo basal para logar y mantener un peso sano. Debes enseñarte a conocer tu cuerpo y saber que no morirás por comer pocas cantidades, al contrario, aumentarás la vitalidad; entonces el autocontrol es vital en este proceso, además de tú mismo echarte porras y por supuesto es importante leer e informarte.

Recuerda siempre lo que dice la Escritura que Jesús respondió: "El hombre no vive solamente de pan, sino de toda palabra que sale de la boca de Dios". Mateo 4, 4.

Por eso es esencial la parte espiritual: no tener rencores, el perdón y hablar y verbalizar solo intenciones buenas para ti y tu prójimo. Así le restarás ansiedad a tu vida y tendrás poco a poco el control.

Añadiendo un poco más al punto de la calidad de alimentos, es favorable que la mayoría de estos sean en su forma natural y de preferencia que las frutas y verduras sean crudas (a menos que tengas alguna patología que requiera otras condiciones) porque aportan una mayor cantidad de fibra que mejora el sistema digestivo, reduce el "colesterol malo" y contribuye en el control de los niveles de glucosa en sangre.

Para bajar de peso, parte del tratamiento es eliminar totalmente azúcares añadidos a los alimentos, grasas saturadas y alimentos procesados, además del alcohol, por lo menos durante cuatro meses (hablaremos de esto más adelante).

2.- HIDRATACIÓN. Para poder vivir, el cuerpo humano requiere de líquido (agua) que constituye cerca de las dos terceras partes de nuestro peso; el contenido de líquidos en el cuerpo se mantiene prácticamente gracias al maravilloso mecanismo que regula muy bien los ingresos y egresos de los líquidos celulares. El agua puede considerarse como un verdadero nutriente que debe formar parte de la dieta equilibrada. Requerimos agua para vivir. Hay muchas maneras de calcular los requerimientos de agua, como beber alrededor de 35 mililitros por kilogramo de peso sano; o bien, divide tu peso sano entre 7 y lo que resulte es el número de vasos de 250 mililitros que debes tomar. Lo importante es que estés al pendiente de tu hidratación. Uno de los primeros síntomas de la deshidratación es el dolor de cabeza o quizá calambres.

En el libro Fundamentos de Nutrición de Pedro García Blandonn, así como en otros muchos libros y artículos científicos, nos hablan de que el agua es un elemento esencial para el ser humano. Constituida por dos volúmenes de hidrógeno y un volumen de oxígeno H_2O, es un solvente vital para el organismo, se encuentra mezclado con muchos solutos. El agua, después del oxígeno, es el compuesto más fundamental para la vida. Con solo perder el 20% del agua corporal podríamos morir.

Es importantísima la hidratación, ya que el líquido intracelular (el que se encuentra dentro de las células) comprende el 45% del peso corporal; y, el contenido del agua en el cuerpo humano es de alrededor de un 60 a 65 % en el adulto, y disminuye hasta un 55% en los ancianos.

Las funciones del agua en el organismo son múltiples: trabaja como constituyente de los fluidos corporales desde los jugos digestivos, la linfa, la sangre, la orina y el sudor. Todos los cambios fisiológicos que presentan las células del cuerpo tienen lugar en un medio acuoso regulado por estos fluidos. Además, gracias a una buena hidratación, los nutrientes pueden disolverse y ser transportados a todas las células. El agua elimina toxinas del cuerpo.

Si tú quieres bajar de peso es importante que estés bien hidratado y que bebas agua constantemente en tragos pequeños, esto te ayudará a mantenerte con energía y a que tus intestinos tengan movilidad. Además, el agua te ayudará a mantenerte con saciedad y es un muy buen sustituto de los refrescos o bebidas azucaradas; algunos pacientes dicen que no les gusta el sabor, pero "es cuestión de costumbre"; en todo caso, para cambiar el sabor pueden ponerle unas gotas de clorofila o de limón. El punto es hidratarse.

Es necesario que sepas también que el exceso de agua puede causar consecuencias graves como confusión y convulsiones; el exceso de agua disminuye la concentración de sodio en la sangre lo que puede ser muy peligroso. Ten la responsabilidad de hidratarte correctamente.

3.- EJERCICIO. "Moverse" es excelente para activar la circulación y la oxigenación; la frecuencia cardíaca ayuda a eliminar grasa durante el movimiento o ejercicio. Para pacientes con obesidad, a una frecuencia del 60% van a quemar una mayor cantidad de grasa y pueden llegar hasta al 75% conforme vayan bajando de peso. Te recomiendo mantengas esta frecuencia por periodos de 45 minutos; sin embargo, puedes iniciar poco a poco con lo que más te guste y te sea divertido, como el baile. Si no estás acostumbrado a hacer nada, el primer objetivo será solo moverte por intervalos cortos pero seguidos. No comenzar con rutinas fuertes ni largas pues al tercer día te sentirás adolorido y ya no querrás más. Lo importante es marcar en tu mente la hora y la disciplina de hacer ejercicio. "Marcar un ritmo" eso es lo que cuenta. No pretendo que una persona con sobrepeso u obesidad y no acostumbrada al deporte haga ejercicios extremos, lo único es movernos y disciplinarnos, contactarnos con nuestra mente (cerebro) y cuerpo para poder ubicar nuestra salud. Además, recuerda que hacer ejercicio fomenta la neurogénesis, que es el proceso mediante el cual se forman nuevas neuronas en el cerebro.

4.- CALIDAD DEL SUEÑO. Hay muchos estudios que señalan que la mala calidad del sueño es un factor significativo para padecer sobrepeso u obesidad. En un artículo de la Revista Mexicana de Trastornos Alimentarios/Mexican Journal of Eating Disorders 4 (2013) 133-142, se habla sobre el sistema circadiano que les dicta tiempos a los sistemas cerebrales para la regulación de las funciones metabólicas, ya que las necesidades energéticas cambian entre el día y la noche.

Durante la vigilia predomina la actividad física, el desgaste energético y también el consumo de alimento y agua, razón por la cual nuestros órganos deben prepararse para el consumo energético, la digestión y utilización de nutrientes. Durante el sueño, por el contrario, se ahorra y se almacena energía, se reducen los procesos digestivos y se llevan a cabo procesos de reparación celular, de descanso y de organización de memorias (Siegel, 2005).

Cuando no se tienen horarios establecidos tanto para las comidas como para el sueño, los estados biológicos se alteran y si esto sucede diariamente se va afectando a todos los tejidos y órganos del cuerpo, ya que se transmiten señales a todo el cuerpo mediante el sistema nervioso autónomo, que es la parte del sistema nervioso que controla las acciones involuntarias, tales como los latidos cardíacos y el ensanchamiento o estrechamiento de los vasos sanguíneos, y por medio también del sistema endocrino, compuesto principalmente por glándulas que producen mensajeros químicos llamados hormonas. Normalmente, durante el día las señales de ambos sistemas activan a los tejidos y órganos que producen glucosa y enzimas gástricas, aumenta la secreción de insulina, favoreciendo la utilización de energía para la actividad física y mental y se generan todos los cambios necesarios en la respiración y flujo sanguíneo que permiten el buen desempeño de estas actividades. Durante la noche se secreta melatonina, hormona que induce al sueño y promueve la reparación celular; también aumenta la producción de hormona de crecimiento, que contribuye a la síntesis de proteínas para la reparación celular. En el sueño se llevan a cabo la formación de memorias y organización mental, el descanso muscular y el ahorro energético.

Se ha visto que la privación aguda de sueño afecta la tolerancia a la glucosa y la respuesta a la insulina en las personas; es decir, el metabolismo responde de manera inadecuada, generalmente subiendo de peso.

Por lo tanto, el sueño y la vigilia son relevantes para el buen funcionamiento del ser humano y hay que respetar los horarios para mantener la salud y el peso sano. Si tú no estás durmiendo suficiente y en los horarios adecuados, puedes presentar fatiga y ansiedad y que ello te lleve a comer de más y se establezca un círculo vicioso, del que si no eres consciente, no parará y te llevará al sobrepeso u obesidad.

Tal vez tú trabajas en la noche; yo tengo muchos pacientes médicos o enfermeros que son del turno nocturno y generalmente tienen sobrepeso, pero sí existe una solución: el punto aquí es la "disciplina". Te daré dos ejemplos, pero recuerda que los debemos ajustar personalmente a cada caso:

- **Ejemplo 1:** Si tú trabajas en turno nocturno de 8 p. m. a 8 a. m., lo que deberías de hacer es:
  Salir del trabajo a las 8 a. m. y tomar un yogur o una cosa ligera, como una manzana. Esperar una hora al menos y entonces dormir en un lugar oscuro o con antifaz unas seis horas (de 9a. m. a 3 p. m.) comer bien a las 3:30 p. m., tomar una colación a las 7 p. m. y cenar fuerte en tu trabajo a las 10 p. m., y durante el resto de tu jornada nocturna hacer solo una colación sencilla alrededor de las 2 o 3 a. m. (todo cuantificado dentro de tus calorías permitidas), para salir nuevamente a desayunar a las 8 a. m.

- **Ejemplo 2:** Si no trabajas diariamente en las noches, debes ser más respetuoso de no comer de noche, para que el día no laboral nocturno no tengas necesidad fisiológica ni psicológica de comer por la noche. Por ejemplo, lunes, miércoles y viernes laboras en la noche; y martes, jueves, sábados y domingos en diurno. Entonces, aplicaríamos lo siguiente:

  Sales de trabajar a las 8 a. m. y desayunas normal a las 8:30 a. m. (toma una siesta de dos horas, de 11 a 13 horas, para descansar algo), come normal 2:30 p. m., y cena 8 p. m. Te duermes a las 10 p. m. para descansar toda la noche de 10 p. m. a 6 o 7 a. m., te levantas y desayunas igual a tu hora de 8:30 a. m., sigues con tus horarios de comida a las 2:30 p. m. y cenas fuerte a las 7 p. m. para irte a trabajar nuevamente por la noche, cuando quizá solo hagas una pequeña colación o tomes líquidos toda la noche. *Pero no hagas desorden.*

Siempre he dicho: "dentro del desorden hay que meter orden".

Quiero compartirte más reflexiones que puedo encontrar en la Biblia y una de ellas está en:

"Avanzarás entonces con confianza, sin miedo a tropezarte. Irás a acostarte sin temor y durante la noche tu sueño será apacible" Proverbios 3, 23-24.

5.- EMOCIONES. Como ya lo he mencionado, las emociones no controladas, las emociones eufóricas y mal canalizadas son una de las causas más frecuentes del sobrepeso. Las personas podemos comer por: ansiedad, soledad, depresión, costumbre, para calmar un enojo, por tener una fiesta, etc. Debemos concientizar las emociones y canalizarlas correctamente y no comer exclusivamente por emociones, pues se nos puede estar creando una adicción que nos lleve a la obesidad. El psicólogo pionero de la psicología analítica Carl Jung decía: Hacer consciente lo inconsciente es un acto que cuando se produce nos libera, pues nos permite comprender el sentido de una repetición que nos desgasta, nos estorba o nos duele.

Así es que anímate a entrar a trabajar tu inconsciente.

"¡Que no te falten ni la bondad ni la felicidad! Átalas a tu cuello, inscríbelas en las tablillas de tu corazón; así conseguirás benevolencia y estima tanto de Dios como de los hombres" *Proverbios 3, 3-4.*

"No te creas más sabio, ten el temor de Yavé y mantente alejado del mal. Eso será un remedio para tu cuerpo, y allí encontrarás el vigor." Proverbios 3, 7-8.

6.- HOBBY. Significa hacer un trabajo que aumente tu creatividad. Siempre he dicho que es necesario mantenerse ocupado; generalmente el paciente con sobrepeso tiene tiempos muertos cuando no sabe estar consigo mismo e inconscientemente va a comer. Si es tu caso, lo primero que debes hacer es observarte y darte cuenta: ¿Por qué comes a deshoras? Si es por emoción o es porque no tienes nada que hacer, en cualquiera de los dos casos es conveniente que consigas un hobby manual mental, es importante que saques tu ansiedad y tu creatividad. Debes crear algo: música, manualidades, jardinería, etc., (no cocinar). No es bueno que te sientes frente a una pantalla, es necesario que te levantes y produzcas con tu creatividad algo bueno que te distraiga de comer y que te mantengas ocupado elaborando algo para ti, para tu familia y para el mundo.

"Acuérdate de tu Creador en los días de tu juventud, antes de que lleguen los días malos, y los años que se acercan, de los cuales dirás: No espero más de ellos". Eclesiastés 12, 1.

Anteriormente, mencioné la palabra que hoy está de moda, "autorrealización", cuya definición es: "el logro efectivo de las aspiraciones o los objetivos vitales de una persona por sí misma, y la satisfacción y orgullo que siente por ello." Creo que es muy relevante que tomemos esto en cuenta, en especial si tú tienes sobrepeso: Dar lo mejor que puedas para lograr tu objetivo no es únicamente hacer dieta, es "dar lo mejor que puedas en todas las áreas de tu vida", y ese orden que logres poner en tu vida se verá reflejado en tu peso. ¡Esto es cierto!, aunque tú no lo puedas creer, hazlo y verás.

Una vez que des lo mejor para ti, podrás dar lo mejor de ti a los demás y sentirás esa satisfacción, y eso es la autorrealización, dar lo mejor de ti para ti y para el mundo. Una vez una psicóloga mencionó que para que una persona se sienta completa individualmente debe preguntarse cómo está en las áreas física, mental, emocional, afectiva, social, sexual, familiar, profesional, laboral y espiritual.

Conviene que analices todas las áreas y que califiques con un porcentaje a cada una de ellas para ver en qué puedes avanzar y qué te genera conflicto.

Si pasar tiempo libre a veces es una lucha contigo mismo y con tu mente, puedes empezar por calmar tus emociones con un hobby manual-mental; sin embargo, es maravilloso dar el siguiente paso, hacia la espiritualidad. Si tú no te rindes a ti, sino que te rindes a Dios y te entregas a Él y le pides la virtud del "dominio propio", saldrás de la obesidad que te tiene atrapado.

"En cambio el fruto del Espíritu es Caridad, Alegría, Paz, Comprensión de los demás, Generosidad, Bondad, Fidelidad, Mansedumbre y Dominio de sí mismo". Gálatas 5, 22-23.

7.- ESPIRITUALIDAD: Finalmente, hemos llegado a este punto que, aunque lo puse al último creo que es muy importante; me he fijado a lo largo de mi experiencia laboral, que los pacientes que tienen Fe en Dios, salen adelante más pronto que los que no la tienen, y la pregunta sería ¿qué tanto valor le das a este punto? ¿Cómo estás en la relación contigo mismo, con tu alma y con Dios? Si crees en Dios, ¿consideras que tu cuerpo es Templo Sagrado de Dios?

"¿No saben que son Templo de Dios y que el Espíritu de Dios habita en ustedes? Si alguno destruye el templo de Dios, Dios lo destruirá a él. El Templo de Dios es sagrado, y ese templo son ustedes." 1° Corintios 3, 16.

Entonces cuidemos de este Templo, tanto físicamente como espiritualmente. También recordemos dos de los siete errores del ser humano (pecados capitales), la Gula (no solo en la alimentación, sino la falta en poner límites a las cosas que nos dañan pensando en el placer nada más) y la Pereza (ser conformistas y "descansar" de nada, darte por vencido), que pueden estar relacionados con la obesidad.

Quiero compartirles que he tenido pacientes que están muy enojados con Dios, enojados con la familia y con la vida por su misma obesidad, por sentirse fracasados, criticados, etc. pero, al ir trabajando poco a poco y al aprender a perdonar y a perdonarse a sí mismos, al ir bajando de peso y al hacer algo de lectura y reflexión, van retomando nuevamente su Fe. Aprender a hacer oración y meditación es un gran apoyo en este proceso.

Hoy en día se habla mucho de la meditación. Pues sí, hagamos meditación correctamente analizando qué tanto respeto a mi cuerpo, mi salud y mi alma. Todas las mañanas, cinco minutos de meditar. En este caso, pensar en la obesidad que cargas y considerar tu sobrepeso con atención y detenimiento para tú mismo estudiarlo, comprenderlo bien, formarte una opinión sobre ello y tomar una decisión. Dar gracias por un nuevo día y ofrecer el día a consciencia, vivir cada momento tomados de la mano de Dios. Seguro que tendremos tentaciones, pero tomados del Espíritu Santo saldremos adelante. Y por la noche hacer otros diez minutos de meditación repasando qué hicimos y qué dejamos de hacer, en qué podemos mejorar. Y si eres creyente te recomiendo algún día de la semana ir a meditar ante el Santísimo y pedir que Él te guie y te dé fuerza para quitar los apegos y las adicciones que puedas tener al alimento, bebida etc. Seguro que mejorarás y caminarás con paso firme.

Ahora que ya conoces la flor de la salud, califica en qué porcentaje crees que estás en cada área, siendo 100 lo ideal.
(sé sincero contigo mismo)

1. Alimentación ________
2. Hidratación ________
3. Ejercicio________
4. Calidad del sueño______
5. Emociones ________
6. Hobby ________
7. Espiritualidad______

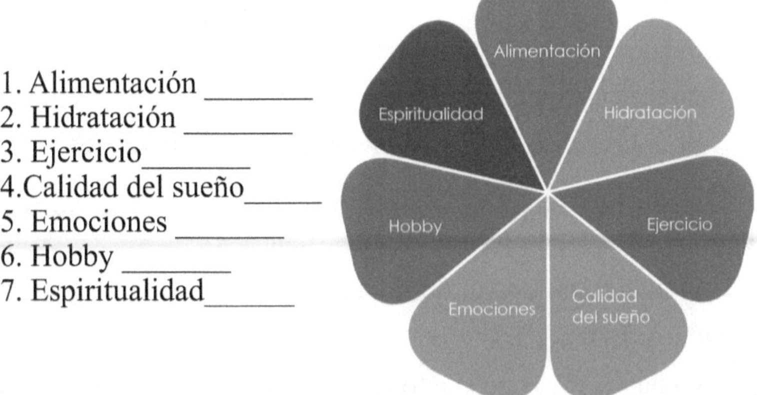

Con esta flor te estás dando cuenta de cuáles son tus debilidades y en qué tienes que trabajar.

Te sientes bien contigo mismo (autorrealizado)

Si dices que sí, te invito a que reflexiones: ¿entonces, por qué tengo sobrepeso? Tal vez no ha sido prioridad mi peso o en general mi salud, por lo tanto, hay algo a lo que no estoy poniendo atención. ¡Analízalo!

Si dices que no, es momento de pensar en una meta y en qué quieres trabajar y lograr tanto en tu salud como en tu vida laboral y personal. Recuerda las áreas: física, mental, emocional, afectiva, social, sexual, familiar, profesional, laboral y espiritual.

¿Crees que tu sobrepeso está relacionado con tus emociones?

Si contestas que no, entonces solo ponte a trabajar en tu disciplina y en el conteo de calorías y en la calidad de alimentos.

Si contestas que sí, por favor lee a consciencia todo este libro y además puedes pedir ayuda psicológica, pero debes trabajar la autoestima y poner límites.

Si contestas 'no sé', te invito a que hagas una auto-observación, y que cada vez que se te antoje comer te preguntes: ¿tengo hambre?, ¿qué siento físicamente?, ¿me suena mi estómago?, ¿es antojo?, ¿hubo algún evento como estrés o enojo? Analiza a qué hora te dan más ganas de comer, qué cosa y en qué situación o entorno.

Si ya tienes identificado que eres comedor emocional,
¿cuál es la emoción que más te lleva a comer?

Miedo _______________   Nostalgia _______________

Enojo _______________   Tristeza _______________

Soledad _______________   Antojo _______________

Depresión _______________   Confusión _______________

Ansiedad _______________   Duelo _______________

Incomodidad _______________   Temor _______________

Trabaja directamente con esa emoción y quita de intermediario al alimento; por ejemplo, si estás triste, llora, pero no comas. Si estás solo, sal a la plaza o visita a tu vecino, pero no comas. Si estás enojado, platica con la persona o si no lo crees conveniente escribe una carta y saca tu enojo, pero no comas, etc.

Una vez que ya conociste el primer antídoto y reflexionaste si te has amado correctamente o no, ya que conoces por qué comes emocionalmente, y cómo estás en tu flor de la salud, es hora de ponerte en acción.

CAPÍTULO 3
EL TERCER ANTÍDOTO CONTRA LA OBESIDAD ES: NO POSTERGAR

Quiero decirte que el paciente con obesidad generalmente ya ha realizado muchas dietas o tomado pastillas y hay algunos otros que han llegado a cirugías o tratamientos bariátricos, se han realizado balones intragástricos, mangas o incluso bypass y vuelven a subir de peso.

¿Por qué? Definitivamente, he aprendido que este tipo de pacientes que vuelven a subir de peso o que no bajan de un punto fijo, son *postergadores*, y además minimizan los actos no sanos.

En la obesidad existe un factor común: *postergar* pero no me refiero a postergar la cirugía o la dieta, sino a "postergar la firme decisión del cambio de estilo de vida". Sí, algunos pacientes que ya se han hecho hasta bypass gástrico vuelven a subir de peso porque vuelven a su zona de confort y a repetir los mismos patrones y no salen de ello y vuelven rápidamente a su alto grado de frustración haciendo un círculo vicioso; tienen una mente de obesidad (ellos mismos lo dicen).

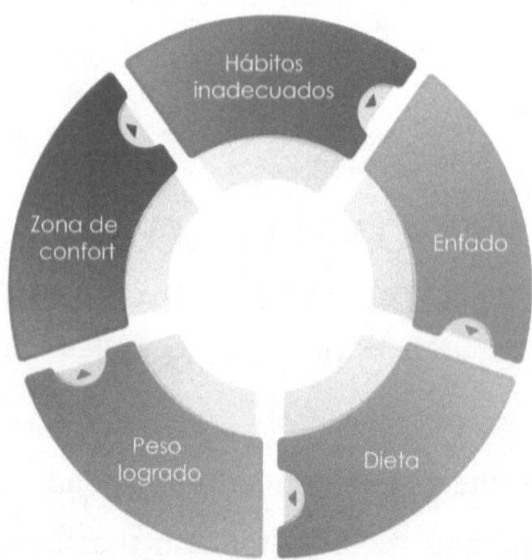

Lo más esencial es un cambio de estilo de vida, y para ello, debes cambiar tu mente y tus prioridades. Veamos…

Dentro del análisis que debemos estar haciendo para hacer consciente lo inconsciente, es llevar un diario de actividades que acostumbramos a hacer, por ejemplo:

En el análisis debemos revisar qué hábitos son buenos, qué hábitos son malos para un nuevo estilo de vida sano, qué debo agregar a mi día y cómo puedo hacer que el tiempo me alcance.

El análisis de un ejemplo sería:

Timbra mi despertador a las 6 a. m., pero me levanto a las 6:30 a. m. *(hábito malo el desperdiciar 30 minutos).* Voy al baño y luego a la ducha, la cual disfruto, pero tardo en bañarme. *(hábito malo el perder tiempo al tardar bañándome).*

Me dirijo a la cocina a desayunar, pero como perdí tiempo, solo alcanzo a tomar un café y galletas. *(hábito malo el desayunar café y galletas).*

Me voy al trabajo, en la oficina me da hambre y encargo unas papas de la tienda de la esquina. *(hábito malo)*

Salgo a comer con mis compañeros a los tacos. Me retraso en el trabajo, en vez de salir a las 6 p. m., salgo a las 7 p. m. *(hábito malo el comer en la calle y perder tiempo).*

Llego a casa cansado y me tiro a ver TV. Ceno a las 9 p. m., limpio la cocina y preparo mi ropa del día siguiente, veo más TV y me duermo a las 12 de la noche. *(hábito malo el ver TV antes de dormir y dormir muy noche).*

Después de hacer el análisis, veo qué puedo corregir y la rutina en este caso quedaría mejor así:

Timbra mi despertador a las 6 a. m. y me levanto de inmediato, *hago ejercicio 30 minutos para liberarme del cortisol e iniciar mi día con energía.*

Voy al baño y luego a la ducha, la cual *disfruto, pero me baño rápido.*

Me dirijo a la cocina a desayunar, *pero tengo poco tiempo entonces hago un licuado rápido: leche, avena, almendras y manzana.*

Me voy al trabajo, en la oficina me da hambre, sin embargo, aprendí a cargar un snack saludable como manzana o pepino o jícama o 6 almendras, y continúo trabajando.

Llega mi hora de comer y no tengo necesidad de salir a comer con mis compañeros a los tacos, ya que *yo* cargo mi ensalada con pollo o pescado o res desde mi casa. No me retraso en el trabajo, y puedo salir a las 6 p. m.

Llego a casa y tengo una hora para hacer mi hobby de jardinería o guitarra o pintura que me distrae y me desestresa.

Ceno a las 8:30 a. m. y limpio la cocina y preparo mi ropa del día siguiente. Al final de mi día hago meditación, reflexión y oración.

Me duermo a las 10:30 de la noche. Y descanso mejor.

Vemos en este análisis que podríamos mejorar mucho, el punto es *no postergar.*

Ahora veamos varios versículos bíblicos sobre el postergar, fuertes pero reflexivos:

Haz todo lo que esté a tu alcance y te sientas capaz de hacer; porque en la morada de los muertos no habrá ni trabajo, ni problemas, ni conocimiento ni sabiduría. Eclesiastés 9, 10.

La mano que trabaja será quien tome las riendas, y los trabajos duros serán para el perezoso. Proverbios 12, 24.

Así es que a ponerte las pilas y a trabajar en ti mismo, en tu salud y en tu conocimiento de ti mismo. Haz todo lo que esté a tu alcance en alimentación, ejercicio, cambio de estilo de vida etc. Recuerda tomar las riendas y ser un líder para ti mismo.

Generalmente, la persona con obesidad quiere ver resultados rápidos, casi en el momento y no quiere trabajar en el proceso, ya que no lo disfruta.

Muchas veces sucede que algunos pacientes tienen miedo al fracaso, pero otros tienen miedo al éxito porque "deben asumir la responsabilidad de su propia vida".

Pero yo te digo: "no tengas miedo, sé fuerte y firme" (aquí entra la disciplina). Entonces, lo primero que tienes que hacer al tomar la decisión de ya bajar de peso es: hacer un análisis de tu vida e identificar lo que estás haciendo incorrecto dentro de tus hábitos para cambiarlo (pudiste darte una idea al analizar el ejemplo pasado y lo puedes completar con la Flor de la Salud. Desde hábitos de tomar agua, horarios de alimentos, cantidad, variedad y rotación de menús, ejercicio, horarios de sueño, etc.) Haz tu diario, escríbelo e inicia por ahí, pregúntate "¿cómo puedo cambiar?" Por ejemplo: ¿eres desvelado?, pues el día de hoy trata de acostarte temprano; si no te puedes dormir hasta la madrugada, no importa, levántate temprano al día siguiente y aunque ese día andes cansado y hasta de malas, ofrécelo a Dios y no te duermas durante el día, no tomes bebidas estimulantes ni chocolates, y verás que ese mismo día te acostarás temprano otra vez y podrás dormir, al siguiente día también levántate temprano y así cada día, te aseguro que en el lapso de cinco a siete días podrás haber roto ya con el mal hábito de desvelarte "Es cuestión de querer y tener firme decisión".

Otro ejemplo: si eres adicto al dulce, quieres postre siempre, haz conciencia de que quieres bajar de peso porque "lo necesitas ya por salud." Entonces deja tu postre y cámbialo: en vez de dulce tómate un Té Verde sin azúcar (te ayuda a mitigar la ansiedad, angustia y el antojo del dulce). "Aunque no te guste, ¡hazlo!", sé firme y día a día te olvidarás del dulce.

La firmeza es la voluntad inquebrantable y la constancia al realizar tus acciones cotidianamente para llegar a la meta y mantenerte ahí.

Te doy otra reflexión de la Biblia, cuida a tu cuerpo: "Y nadie aborrece su cuerpo; al contrario, lo alimenta y lo cuida. Y eso es justamente lo que Cristo hace por la Iglesia, pues nosotros somos parte de su cuerpo" Efesios 5, 29-30.

Te recomiendo a ti que cuando ya tomes la decisión de bajar de peso, conozcas tu *meta final* y estés consciente de que es un largo camino; por ejemplo, si pesas 120 kg y el peso sano para tu edad y estatura es de 55 kg, es importante que tengas firmeza, paciencia y amor correcto para llegar a la meta final. No seas como los pacientes que ni siquiera quieren saber cuánto pesan; yo respeto la decisión, pero creo que es necesario que sepas tu peso inicial y tu meta final. ¿Por qué? Para tomar consciencia de donde estás en peso y de que no bajarás todo tu sobrepeso en un corto periodo, y poder aterrizar de manera realista tu plan de reducción; pero muchas veces, al ver esto se desmotivan y no se sienten capaces de ver esta meta final y es cuando aparecen los "pensamientos postergadores" para retrasar la meta. Ponen excusas: 'solo por hoy comeré un chocolatito, es solo una copa de vino o un pedacito de pastel, etc.' Por eso es beneficioso que sobre esa meta larga hagas objetivos más cortos para ir marcando el camino, pero al mismo tiempo que seas consciente del proceso y te mantengas firme.

También es útil saber que los pacientes postergan porque no se sienten motivados en el momento; dicen: "hoy no me siento bien, hoy merezco mi cena de tacos o dogos etc. y mañana cuando me sienta inspirado o motivado inicio la dieta, o mejor el lunes para empezar la semana bien." Muchas veces las personas se quedan en ese proceso de "inspiración". ¿Y de dónde viene esta idea de la motivación? Bueno, opino que es porque siempre nos han vendido la idea de que las cosas se deben hacer con motivación y alegría, o sea en el momento en que nos sintamos motivados para hacerlas. Pero NO ES ASÍ, hay cosas que ya deben hacerse, porque corre el tiempo de tu salud, como lo verás más adelante, sigue leyendo.

Daré el ejemplo de un paciente a quien veo muy decidido y no solo motivado, él es Adrián Alcalá, y me autorizó en compartir su caso. Cuando llegó conmigo estaba decidido, no solamente a hacer lo necesario para bajar de peso, sino para cambiar su "estilo de vida".

Le pregunté si él pensaba en amarse lo suficiente y simplemente contestó que no. Luego me expresó que no era de su agrado la ropa de su talla; otra de las preguntas que le hice fue si tenía alguna dependencia a la comida, y claramente contesto que sí, porque no tenía autocontrol sobre sus límites en alimentos; dijo que era adicto al pan y a la fritanga, además de impulsivo, cenador en grandes volúmenes y que hacía picoteo durante el día.

Su peso era de 151 kg, tenía una obesidad de tercer grado. Se inclinó por la cirugía bariátrica como ayuda a su educación nutricional, ya que era prediabético, tenía HTA (presión arterial alta) y sentía mucho dolor en las rodillas principalmente.

Las palabras de Adrián literalmente fueron: "Inicialmente, tomé la decisión de recurrir una herramienta, la manga gástrica, lo que fue el principal arranque en mi motivación para empezar este reto donde mi mentalidad cambió hacia la mejora de mis hábitos y así mismo no engañarme con las acciones tomadas que fueron alimentos sanos y nutritivos en pequeñas porciones. Mi sobrepeso inició en la adolescencia por mis malos hábitos, el consumo excesivo de todo tipo de alimentos y bebidas entre ellas alcohol y cerveza. Desde los 17 años con cerveza, a los 20 años ya era alcohol y alimentación sin límites y de todo desde comidas fritas, tortas tacos refrescos, etc. Este ritmo de vida hasta los 48 años, realmente fue un largo tiempo de malos hábitos y la realidad es que me abandoné, pero gracias a la perseverancia de mi esposa, en especial al seguir insistiéndome, me ayudó a crear consciencia y tomé con certeza la decisión de cambiar".

Al cabo de seis meses, Adrián ha perdido 45 kg y ha ganado seguridad, amor propio, asertividad, y retomó el ejercicio como parte de su vida. En este ejemplo vemos que la decisión no es solamente bajar de peso, sino que es tomar con firmeza el compromiso hacia la salud y el cambio.

Es momento de desarrollar los puntos que antes mencioné como necesarios: la disciplina y la constancia, aunque al principio actuemos a fuerza, solo por consciencia.

La disciplina es enseñar a al cuerpo y a la mente a obedecer, en este caso obedecer ciertas normas para un nuevo estilo de vida. Y la constancia es hacerlo diario para que se formen nuevos hábitos de vida y por supuesto para que se mantengan firmes.

Otra característica que ilustré de las personas con sobrepeso es que tienden a minimizar. Por ejemplo, dicen que no rompieron su plan de alimentos, que solamente fue una cucharadita de mermelada o nada más fue un caramelito, o ¡una copita! Recuerda que todo esto te llevará a establecerte en un punto fijo de peso que no quieres, y hará que te cueste mucho bajar de ahí.

A veces la mente nos traiciona. Cuando por alguna situación se rompió el plan, la mente dice: "Ya viste, no puedes"… "Luego empiezas"… "Por hoy cena lo que quieras", etc.

Postergamos porque inconscientemente sabemos que la meta es muy lejana y porque el futuro no nos produce placer en el presente, y al romper el plan con una galleta o algo que nos gusta sí se genera una satisfacción inmediata; la persona dice:

¡mmm…, qué delicia! Es una gratificación instantánea, pero es esencial que estés consciente de que es un placer momentáneo y de que puede engancharte otra vez al círculo vicioso.

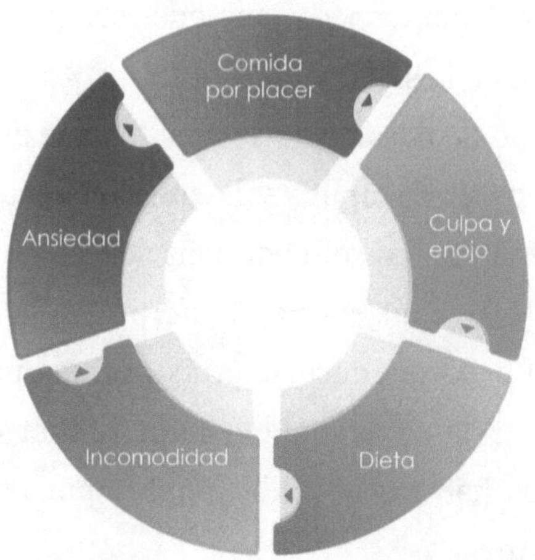

Al ser consciente de ello puedes salir de ese círculo.

Hay que diferenciar la postergación del autosabotaje. *La postergación es para evitar un malestar y una responsabilidad. El auto-sabotaje es un enojo consigo mismo.* Debes saber manejar ambos.

¿Y cómo? Primero necesitas crear consciencia con el ejercicio anterior de revisar los días de tu vida. Practica la meditación diaria de tu día a día, es decir, haz un análisis y acepta que eres un ser humano hermoso, que Dios te creó y te ama, y convéncete de que sí es posible bajar de peso; trabaja mentalmente en tu automotivación, escribe un diario y anota tus metas diarias, y todos los momentos de alimentación y cómo te sentiste en cada uno de ellos. Escribe ahí mismo una explicación de por qué confías en ti. Si llegas a fallar en algún momento, no te enojes; todos en ocasiones fallamos, pero es solo una experiencia y medita sobre lo que causó el miedo a seguir adelante y véncelo, ¡sí puedes!

Avanza poco a poco y sé consciente de que el camino no será sencillo, pero con firmeza y decisión encontrarás el equilibrio. Aprenderás también a conocer las influencias externas a ti, como el entorno familiar o laboral, y sabrás poner límites. ¡Anímate!

Por eso insisto: para salir de la postergación, primero debes conocer tu meta final y ser consciente de ella. Luego, conviene dividir esa meta en pequeñas metas. Yo siempre le digo al paciente que el tratamiento mínimo es por un año (según la obesidad), pero me refiero al año pues pienso que los hábitos no se cambian, como dicen por ahí, en 21 días. Creo que es importante pasar al menos un año con los nuevos hábitos y enfrentar todas las ocasiones como cumpleaños, navidad, día del padre o de la madre, vacaciones, bodas, graduaciones, etc. Entonces este año inicial lo divides en tres cuatrimestres. Los primeros cuatro meses son fundamentales, pues es en ese lapso cuando se imparte orden al metabolismo (Si deseas saber más acerca de tu metabolismo, lee el anexo 1). Además, resulta útil subdividir a su vez cada cuatrimestre en pequeños objetivos para un mes. (Todo es un trabajo individual). Cada mes estableces pequeños logros y cada cuatro meses cambias a otra etapa. Así obtienes una gran satisfacción y se activa tu sistema de recompensa sin necesitar las gratificaciones con alimento. De esta manera, poco a poco en tu mente se reafirma el pensamiento de "sí puedo". Vas avanzando paso a paso del uno al dos y luego al tres y nuevamente la confianza: "sí puedo" y al final en automático vas concretando todo lo que te propones, pues tu confianza y amor por ti mismo se van despertando.

Algo que quiero sugerirte es que elimines distractores y tentaciones. Haz ahora una limpieza de tu alacena; tira o regala, saca de tu casa toda golosina, galleta, mermelada, crema de cacahuate azucarada, chatarra, etc. y no vuelvas a comprarla por mucho tiempo (al menos un año) hasta que se haga un hábito la elección de alimentos sanos.

"No esperes a que te den ganas para iniciar. Inicia ahora solamente por disciplina y por razonamiento"

Debes ser proactivo, comenzar siempre antes. Pregúntate: ¿a qué le tengo miedo? ¿Por qué no pongo un alto? ¿Qué me detiene para empezar? ¿Cuál es mi freno de mano?

Hay que usar la mente con disciplina y madurez. Planifica y actúa; una vez que planifiques acostúmbrate a seguir el plan, no alteres tus planes porque si no, nunca concretarás tus metas. "ten palabra para ti mismo". (Puedes pedir ayuda a la psicóloga ¡es muy válido!)

Quiero darte algunos tips para cambiar hábitos: por ejemplo, cambia tu ruta de ida y de regreso para tu trabajo. Tal vez de ida siempre se te atraviesa una cafetería en donde venden galletas y café delicioso; al cambiar la ruta ya no llegaras por el café ni las galletas. Quizá de regreso de tu trabajo siempre pasas por una panadería, si cambias tu ruta no verás la panadería y no te detendrás.

Otro consejo es siempre tener tu tapete de ejercicio a un lado de la cama, para que cuando te levantes veas el tapete y no te metas a la regadera (ducha) sin hacer por lo menos unas cuantas abdominales.

Quizá tengas que sacar la pantalla de tu dormitorio para no ver programas hasta altas horas de la noche y mejorar tu calidad del sueño.

Y como ese tipo de cosas tendrás que hacer muchas más, las que sean necesarias, y, ¿sabes?, todo esto tiene que ver con tu peso.

"Ninguna corrección nos alegra en el momento, más bien duele; pero con el tiempo, si nos dejamos instruir, traerá frutos de paz y santidad. Por lo tanto, levanten las manos caídas y fortalezcan las rodillas que tiemblan, enderecen los caminos tortuosos por donde han de pasar para que el cojo no se pierda y más bien se mejore". Hebreos 12, 11-13.

Todos podemos ser cojos en sentido figurado, "Cojeo del mismo mal", decimos a veces, lo malo es no atenderte.

Por otra parte, recuerda que la obesidad es una enfermedad, y que una enfermedad se cura en gran parte con amor. La obesidad generalmente es una dolencia emocional y tiene una explicación científica en la psicología: quizá, como lo mencioné antes, hubo algo en la infancia o en algún momento de la vida; o quizá sí es una alteración bioquímica, fisiológica o patológica; pero siempre hay remedio, únicamente es cuestión de que tú quieras.

Decídete y sana desde adentro: "Se les pidió despojarse del hombre viejo al que sus pasiones van destruyendo, pues así fue su conducta anterior, y renovarse por el espíritu desde dentro". Efesios 4, 22-23.

No postergues, no te avergüences, no te rindas, no te critiques. Mejor dedícate un tiempo para ti, toma tu cuaderno y haz todo lo que te he dicho: "sal adelante". No importa qué haya pasado en tu pasado, conviértelo en un reto para ti, lucha por ti, conviértete en tu propio Ejemplo de Vida.

Recuerda, paso a paso tal vez bajes 50 kg el primer año, y tal vez te queden por bajar otros 40 kg, ¡no importa! Sigue adelante y trabaja también para ahorrar y quitarte la piel si es necesario.

En alguna ocasión escuché una conferencia en donde el autor exponía que los dones salen de las debilidades; entonces, no esperar a que Dios te dé el don cuando tú lo quieras, Dios ya te llenó de dones, solamente es cuestión que tú los descubras y una manera de hacerlo es a través de tus propias debilidades.

Por ejemplo: en el momento en que sientas que no puedes parar de comer en una situación de ansiedad, detente, respira e imagina algo que tú creas que a más gente como tú le funcionaría en igual circunstancia. Aplícalo y así podrás descubrir muchos dones en ti, y tendrás la capacidad para salir adelante ante la dificultad. Los dones ya los traemos, pero muchas veces no los hemos descubierto; ciertamente, ante un problema difícil podemos desarrollar algunos talentos.

Mira, algunos ejemplos de dones que tú posiblemente tienes y que además puedes compartir a más personas, lo que te dará mucha satisfacción emocional son (señala el don que tú tienes):

Capacidad de crear________

Capacidad de dirigirte y saber dirigir_____

Capacidad de conectar________

Capacidad de amar_______

Capacidad de motivar______

Capacidad de sanar _______

Capacidad de compartir________

Capacidad de organizar________

Capacidad de comunicar________

Capacidad de servir________

Capacidad de apoyar________

Capacidad de reflexionar________

Capacidad de valorar_________

Capacidad de renovarte _________

¿Qué otras capacidades tienes? ___________________________

____

En realidad, estos dones se mencionan en diferentes pasajes de la biblia: Revelación, Testimonio, Juicio, Conocimiento, Sabiduría, Enseñanza, Exhortación, Predicación, Fe para sanar, Fe para ser sanado. ¿Qué dones descubres en ti? ¿Cómo los aplicarás? Primero en ti, acuérdate: la autorrealización es dar lo mejor de ti para ti y para el mundo; y ya leíste bien, "fe para sanar", ten fe y ponte en marcha.

No postergues tu curación de la obesidad, acepta el proceso y ¡descúbrete!

En conclusión, te aconsejo que no postergues tu lucha contra la obesidad, pues está en riesgo tu vida; la obesidad es un grave problema de salud, por el riesgo de morbilidad y mortalidad, por las enfermedades cardiovasculares, diabetes mellitus, hipertensión arterial, enfermedad vesicular, osteoartritis, y ciertos tipos de cánceres que la misma obesidad puede causar.

¡Inicia tu tratamiento ya! Y siempre recuerda que es un tratamiento integral, pues la obesidad es una enfermedad multifactorial.

"Nunca te rindas", en alguna ocasión escuché el audiolibro titulado: "Tiende tu cama" de William McRaven, un oficial estadounidense de alto mando, que relataba que en los adiestramientos del ejército norteamericano existe una campana que el soldado puede tocar cuando ya no puede más, para evitar el agotamiento, el sufrimiento que experimenta durante el entrenamiento, pero al tocar esa campana está desertando, retirándose. La gran mayoría decide retirarse, pero esa mayoría al poco tiempo se arrepiente. Así es que yo también te digo: "No toques la campana", tú lucha y sigue adelante, aunque sufras en el camino. Las cosas buenas no son fáciles, pero al final hay mucha satisfacción.

Y siempre se empieza paso a paso, así es que comienza por tender tu cama. Haz lo primero que tienes que hacer.

¿Por qué crees que postergas? _______________________

____

¿Cuáles han sido tus auto sabotajes?__________________

____

¿Ya tienes un plan para comenzar?___________________

____

¿Cuál es?_______________________________________

____

Para empezar: ¿Ya hiciste la limpieza de tu despensa o alacena? ¿Cuándo piensas hacerlo?_______________

____

¿Sabes cuál es tu peso sano?________________________

Puedes calcular el IMC (índice de masa corporal) al dividir el peso entre la estatura en metros al cuadrado.

$$IMC = \frac{peso\ en\ kilos}{(altura\ en\ metros)^2}$$

$$IMC = \frac{72}{(1.76)^2} = \frac{72}{(1.76 \times 1.76)} = 23.24$$

El IMC resultante debe ser menor de 30 para no tener obesidad, y menor de 25 para no tener sobrepeso. Nunca te aconsejo estar en menos de 20.

¿Cuáles son tus metas a corto y largo plazo? Organiza cuánto debes bajar; lo sano es poner metas de 3 a 5 kg al mes (según tu sobrepeso) Establece fechas y haz un plan de ejercicio, horarios de alimentos, etc.

____

____

Y define también tu plan de alimentos (continúa leyendo).

CAPÍTULO 4
PONERTE EN ACCIÓN, HACERLO PASO A PASO

En concreto ¿qué hacer? Unas páginas atrás mencioné que debemos poner metas cortas, pero que sí debemos conocer la meta final. Y meta final significa: peso, kilocalorías adecuadas para un peso sano, y hacerte una imagen clara de cómo deseas ser y estar físicamente en salud. Un indicador de salud y meta es el índice cintura-estatura (ICE) que deberá ser menor a 0.50. Para determinarlo, divide la medida de tu cintura en centímetros entre tu estatura en centímetros.

$$\text{Ejemplo:} \quad \frac{98 \text{ cm de cintura}}{160 \text{ cm de estatura}}$$

Te da como resultado un ICE= 0.61 Esto quiere decir que tu cintura es mayor a lo que debería ser con relación a tu estatura.

Con frecuencia le señalo a los pacientes que así como no subieron de peso de un día para otro, pues tampoco bajarán de peso de un día para otro: será gradual, paso a paso.

Y muy probablemente tardemos un año o hasta dos. Pero vamos a enfocarnos al año y al menos cuatro o seis meses no consumiremos alimentos antinutritivos, los llamaría yo. Algunos productos no convienen por los azúcares que se les añaden, como toda clase de postres, dulces, pan dulce, nieves, refrescos, chocolates con excesos de manteca vegetal y azúcar. Y otros, por las grasas saturadas: alimentos fritos, chorizo, tocino, crema, manteca, cueritos, piel de animales, etc. Tampoco recomiendo los embutidos como salchichas, pepperoni y jamones, y por último, considero necesario evitar el alcohol unos cuatro meses para que el organismo se desintoxique y la mitocondria pueda trabajar en armonía.

Vamos a definir aquí paso a paso desde el inicio:

1. **Reconocer** que tenemos sobrepeso u obesidad, aceptar y hacer consciencia del riesgo para la salud. Para ello, vamos a calcular el IMC (índice de masa corporal) que son los kilogramos de peso entre la estatura en metros al cuadrado. *(según la OMS)*

	CLASIFICACIÓN	IMC	RIESGO METABÓLICO
	NORMO PESO	*18.4 a 24.9	Normal
1	Sobrepeso	25 a 29.9	Incrementado
2	Obesidad leve	30 a 34.9	Moderado
3	Obesidad moderada	35 a 39.9	Alto
4	Obesidad severa	Mayor de 40	Muy alto

*Enfatizo el 18.4 pues, aunque lo diga la OMS, a mí me parece muy bajo y yo nunca dejo que mis pacientes tengan ese índice de masa corporal.

¿Cuál es tu IMC?

(Debo mencionar que la organización panamericana de la salud propuso en el 2004, un IMC menor de 27.9, como el normal para las personas de la tercera edad).

Otro punto importante que debemos tener en cuenta los nutriólogos es llevar al paciente a una cintura adecuada. En el 2008, la Federación Latinoamericana de Terapia Nutricional, Nutrición Clínica y Metabolismo (FENALPE) indicó el siguiente cuadro (ICE):

RIESGO DE ENFERMEDAD	IGUAL O MAYOR A 89	DE 90-101	IGUAL O MAYOR A 102
DIABETES MELLITUS	Hombres 40% Mujeres 34.4%	Hombres 64% Mujeres 40.7%	Hombres 78% Mujeres 64.9%
HIPERTENSIÓN ARTERIAL	Hombres 49.3% Mujeres 42.2%	Hombres 52.8% Mujeres 44.7%	Hombres 77.2% Mujeres 67.4%

A mí me gusta utilizar el parámetro índice cintura-estatura que mencioné anteriormente pues está basado según lo que midamos de estatura, ya que no es lo mismo una cintura de 85 en una mujer de 145 cm (ICE 0.58), a una cintura de 85 en una mujer de 180 cm (ICE 0.47).

¿Cuál es tu ICE? ________________

Recuerda, lo sano es menor a 0.50.

En este punto también debes analizar si ya traes alguna comorbilidad o riesgo metabólico. Con las preguntas que ya has ido haciéndote y reflexionando durante la lectura podrás ir dándote cuenta de tus comorbilidades; además pregúntate:

- ¿Duermo bien toda la noche o me cuesta respirar? (Puede ser indicativo de apnea del sueño)

____

- ¿Ronco durante el sueño? (Puede ser indicativo de apnea del sueño)

____

- ¿Me levanto con dolor y ardor de garganta? (Puede ser un indicativo de reflujo)

____

____

¿Tengo la glucosa alta, o el colesterol, o los triglicéridos, o algún otro nivel sanguíneo como enzimas hepáticas altas, o las bilirrubinas, etc.? Anota cuál y lleva un seguimiento de tus parámetros cada cuatro meses hasta llegar a la normalidad. (Puede ser indicativo de síndrome metabólico)

____

____

____

____

____

MUJERES:

- ¿Mi ciclo menstrual es regular y sano?

Si contestas que no, muy probablemente sea por el mismo sobrepeso, pero puede ser también por ovarios poliquísticos, resistencia a la insulina debida el peso, etc. Por favor, no dejes de ir al ginecólogo.

- ¿Cómo está mi presión arterial?

La presión arterial normal para adultos es: sistólica menos de 120 y diastólica menos de 80. Se consideraría baja si la sistólica es menos de 90 y la diastólica menos de 60.

- ¿Me duele la cabeza constantemente?

Si contestas que sí, favor de revisar cuánta agua consumes al día; probablemente estés deshidratado. Y checa tu glucosa y tu presión arterial. También observa como es la calidad de tu sueño.

- ¿Estoy cansado todo el día?

Si contestas que sí, de igual manera observa cómo duermes, o si consumes demasiado dulce o café, puede ser contraproducente. También puede ser falta de algunas vitaminas o mala hidratación.

- ¿Cómo está mi circulación? ¿Me salen muchos moretones, me duelen las piernas?

____

____

____

Quizá necesito comer alimentos que favorezcan la buena circulación como: el pescado, ajo, cebolla, té verde, cacao, canela, o pimienta de cayena).

- ¿Cómo está mi intestino? ¿Tengo estreñimiento, diarreas, colitis, inflamación?

____

____

____

Estoy segura de que, al hacer el cambio de alimentación, ordenando tus porciones, horarios y calidad de alimentos, mejorarás mucho.

- ¿Me agito constantemente?

____

Cuando pierdas el 10% de tu sobrepeso te aseguro que se te quitará.

• ¿Me cuesta trabajo abrocharme las agujetas?

____

Muy probablemente sea por el sobrepeso. Te aseguro que bajando de peso te podrás sentir más ágil, y podrás moverte mejor.

• ¿Mi piel es muy seca?

____

Seguro es por una alimentación desequilibrada. Deberás enfocarte en consumir más betacarotenos, zinc, omega- 3 y 6, y una hidratación adecuada.

Son preguntas que debes hacerte para concientizar tu salud y poder saber si tienes comorbilidades (que son enfermedades o padecimientos a causa del sobrepeso u obesidad).

2.- **Revisar** sinceramente tus hábitos de vida alimenticios, emocionales, sociales, familiares y todo lo que constituye tu vida. Puedes ayudarte con las siguientes preguntas:

• ¿Tengo horarios de alimentación fijos?

____

- Si contestaste que sí, ¿cuáles son?

____

Si contestaste que no, te conviene poner horarios de alimentación, ya sea cada seis horas o, si eres picoteador o comedor por ansiedad ponte los horarios cada 3 horas, pero fijos. ¿Cuáles serán tus horarios?

____

¿Como algún dulce o postre o chocolate azucarado o pastelillo o galleta, más de una vez a la semana?

____

Pregúntate: ¿realmente lo necesito? O quizá es una costumbre nada más. ¿Por qué no dejarlo y cambiarlo por un té caliente? Tendrás más beneficios, te ayudará a que tu sistema digestivo trabaje depurando la comida mucho más rápido.

Lo ideal para la reducción de peso es no consumir por cuatro meses ningún tipo de alimento azucarado; sin embargo, si lo deseas come alguno, pero que no sea más de una vez a la semana, como yo lo tengo establecido en el mantenimiento de peso sano.

- ¿Cocino con demasiada grasa?

____

Si contestaste que sí, pues simplemente bájale a las grasas, especialmente a las saturadas como frituras o mantecas o cremas, y al exceso de aceite para cocinar.

Si contestaste que no, tal vez no cocines con mucha grasa, pero analiza el consumo de frituras o chorizo o tocino, o bien el exceso de aguacate o de semillas como cacahuates, que, aunque contengan grasa buena, debemos comerlos con moderación.

- ¿Como muchas harinas o pastas o arroz o tortillas? Ya sea que contestes que sí o que no, te invito a que lo analices en función de las calorías suficientes para tu peso sano. Tal vez estás comiendo más harinas que frutas y verduras en relación con las proteínas. (Checa los dieto-cálculos del anexo 2)

____

- ¿Soy guzguero o picoteador durante el día? __________
(Si contestas que sí, por favor observa de hoy en adelante a qué hora te dan más ganas de picotear y analiza el porqué. ¿Qué sentimiento te lleva a hacerlo? Recuerda, trabaja sobre ese sentimiento directamente).

¿Prefiero comer comidas rápidas en vez de cocinar? ______
(Si contestas que sí, debes analizar si lo haces por falta de tiempo o de ganas o por mala organización. Recuerda, pon orden, ya que estás en un nuevo comienzo).

- ¿Suelo comer fuera de casa más de dos veces a la semana?

____

(Si contestas que sí, analiza qué comes y cómo lo puedes mejorar).

- En fin de semana, ¿meto desorden en mi alimentación?

____

(Si contestas que sí, debes organizarte mejor y aunque te levantes ligeramente más tarde, procura que no sea demasiado tarde, y no suspendas tus horarios de alimentos. Recuerda comer cada seis horas o con colaciones cada tres. Y siempre lleva el conteo de las raciones adecuadas según las calorías indicadas para tu peso sano).

- ¿Me gusta ser desvelado? _______________

Creo que debes considerarlo; hay estudios que demuestran que las personas con menos horas de sueño tienden a engordar más, además de otras consecuencias.

- ¿Prefiero beber líquidos con sabor en lugar de agua natural?

____

Aunque muchas bebidas dicen cero calorías, muchas de ellas traen químicos que nuestro organismo no desecha y se almacenan como grasa. En el caso de otras bebidas, aunque sean naturales, podríamos estar tomando calorías líquidas que no cuantificamos.

- ¿Suelo comer más cantidad que otras personas de mi mismo género y edad?_______________________

____

Observa si es tu caso, y nada más recalcula las calorías (kilocalorías) para tu peso sano. En el anexo elije un plan adecuado para ti.

* ¿Acostumbro comer viendo TV? _______________

Si contestaste que sí, no es lo correcto, ya que podemos comer de más mientras vemos TV, porque no ponemos atención a lo que comemos, cómo comemos, cuánto masticamos etc. Y además, sembramos en el cerebro una imagen incorrecta que siempre asocia ver la TV con comer.

* ¿Hago ejercicio con regularidad?_________
* Si contestaste que sí, ¿cuál es? _________
* ¿De cuánto es tu frecuencia cardíaca? _________
* ¿Mi día es muy activo en general?_________

Si contestaste que no, puedes incrementar algo de movimientos ahí mismo en tu casa o en tu oficina parándote y moviendo piernas y brazos cada hora, solo por unos minutos.

* ¿Bebo alcohol cada fin de semana?_______________
  Te aconsejo que no pases de 100 ml de cualquier bebida como tequila, whisky, vodka, etc. Si es cerveza no más de dos, y si es vino tinto no más de dos copas. (Si quieres que tu reducción de peso sea más eficiente, mejor deja el alcohol por cuatro meses).

- Si trabajo de noche, ¿mis horarios de alimentación y sueño son disciplinados? ______
Tal vez no sabes cómo ordenarlos, pero es sencillo. Sales de trabajar a las 8 a. m., comes algo ligero como un yogur y vas a dormir. Recupérate de 8:30 a.m. a 2:30 p. m. y come bien a las 3 p. m. Haz algunas actividades de casa y algo de ejercicio de 5 a 6, quizá duermas unos 30 minutos de siesta, y cenes a las 7:30 p. m. y te vuelves a ir a trabajar de noche, y en tu jornada solo comes a las 11:30 p. m. y 4:30 a. m.

- ¿Como cuando estoy triste?

____

Si contestas que sí, averigua por qué te refugias de este sentimiento en la comida. Para trabajarlo adecuadamente puedes pedir ayuda a la psicóloga, y seguir leyendo el libro.

- ¿Como cuando estoy con ansiedad?

____

Si contestas que sí, averigua por qué te refugias de este sentimiento en la comida. Para trabajarlo adecuadamente, puedes pedir ayuda a la psicóloga, y seguir leyendo el libro.

- ¿Como cuando estoy enojado?

____

Si contestas que sí, averigua te refugias de este sentimiento en la comida. Para trabajarlo adecuadamente, puedes pedir ayuda a la psicóloga, y seguir leyendo el libro.

- ¿Cuándo voy a alguna reunión, no puedo parar de comer botanas?

———————————

Si contestas que sí, pregúntate por qué, y si no lo sabes detente y observa tus sentimientos. Quizá sea una adicción, y entonces es hora de ponerle más juicio al acto y conscientemente poner límites.

- ¿Soy ordenado en mi habitación y con mis cosas personales?

———————————

Como dice William H. McRaven, comienza por tender tu cama; este y otros pequeños hábitos cambiarán tu vida y el mundo.

- ¿Me doy cuenta de lo que como?

———————————

Trata de no comer tantos carbohidratos, pero no dejes de comer fruta. Trata de que todo sea lo más natural posible. Y, procura comidas no copiosas.

- ¿Repito plato frecuentemente?

Es importante la variedad de alimentos y la rotación de menús para poder hacer sinergia un nutriente con otro.

- ¿Acostumbro un chocolate azucarado después de comer?

Si contestaste que sí, te conviene cambiarlo por un chocolate con más del 70% de cacao y sin azúcar.

- ¿Le pongo azúcar a mis aguas frescas?

Considera que una cucharada de azúcar provee 60 calorías vacías, es decir, sin nutrientes; el cuerpo no las utiliza y van directo al almacén de grasa.

- ¿Suelo acompañar mis alimentos sólidos con líquidos?

Considera que si lo haces, estás empujando la comida y probablemente quieras comer más, y al mismo tiempo, disminuyes la masticación.

- Frecuentemente como algún antojito mexicano sin medir lo que me sirvo. Por ejemplo, mole, pozole, sopes, flautas, enchiladas o chilaquiles.

Si contestaste que sí, te conviene eliminarlos por un tiempo de tu alimentación, tal vez un año, y luego solo comerlos en algún evento especial, pero no como parte de tu alimentación de rutina, ya que son altamente calóricos y muchos de estos alimentos contienen grasas saturadas.

- ¿Hablo con mi familia lo referente a mi alimentación? ¿Por qué no o por qué sí?

____

____

____

Creo que te conviene hablar con la familia y pedir apoyo en tu nuevo estilo de vida. Si consideras que no te brindan ese apoyo, entonces empieza a preparar tus propios alimentos, "que nada te detenga".

Son algunas de las cuestiones que debes revisar y reflexionar para saber qué aspectos te convendría mejorar o cambiar para poder bajar de peso. Sigue leyendo.

3. **Ordenar** lo que puedas.

   De las reflexiones anteriores tal vez te surja alguna noción de lo que debes ordenar, por ejemplo, la hora de dormir, o si tomas refresco iniciar por disminuirlo o tal vez eliminarlo por completo; si comes fuera de casa elije una buena comida. Tal vez debas quitar la TV de la cocina, o quizá disminuir el consumo de alcohol, o de azúcar, o el postre. Quizá debas controlar tus emociones y cuando te sientas triste o enojado no comer, sino canalizar ese malestar correctamente (el uso de un hobby es buena opción). Por otra parte, te recomiendo analizar qué tan ordenado eres en tu vida en general. Seguramente tienes muchas cualidades y debes apalancarte en ellas y trasladarlas a tu área débil, que muy probablemente sea el orden en tu alimentación.

Empieza con lo que tú puedas: ya sea levantarte temprano, hacer tu meditación y oración dando gracias, comer algo ligero como unas cuatro nueces o medio plátano e irte a caminar; o si prefieres el ejercicio por la tarde, entonces después de tu meditación hacer un desayuno sano, ordenar tu habitación, cumplir con horarios de trabajo sin andar a las carreras, organizar tiempo para hacer algunos movimientos de ejercicio en el transcurso de tu día, limpiar la alacena y deshacerte de toda guzguera o chatarra o dulce; platicar con tu familia y pedir apoyo familiar, comprar un cuaderno para anotar día a día lo que comes para que vayas haciendo reflexión, anotar en el cuaderno si presentas episodios de angustia o ansiedad o enojos.

Revisa si tienes el hábito de acumular, muchas veces las personas con sobrepeso u obesidad son acumuladores; tienen miedo de desprenderse de las cosas viejas. La grasa corporal también puede significar, "miedo a desprenderte de cosas".

Lo más importante entonces, es "ordenar nuestra mente" mediante la organización e implementación de rutinas. Organiza tus días: día del mercado, día de cocinar, días de ejercicio más intenso, etc.

Mantén limpia y ordenada tu casa y tu mente. Deshazte de todos los pensamientos saboteadores y negativos, organiza en papelitos visibles en tu casa y coche de frases que te ayuden y te recuerden que "debes hacerlo", pero en verdad ¡hazlo!

4.- **Define** el día de tu peso; es decir, ¡deja de pesarte dia rio! Solo pésate una vez al mes, no más. Es básico que sí estés pendiente de tu peso, pero que no se convierta en una adicción a la báscula, ya que te puede generar frustración. Aprende a observar tu cuerpo, ¡siéntelo!, checa si tu ropa te queda mejor, tal vez puedas ir una vez al mes a probarte a la tienda alguna prenda de vestir, aunque no la compres, solamente para ir observando el cambio; no te agobies por las tallas, ya que muchas veces, muchas marcas vienen muy, muy reducidas.

Puedes tomarte medidas de cintura y cadera también una vez al mes, pero no más. No te agobies por ello. Nada más define y decide el día de peso y medidas.

5.- **Enfócate** en el sentimiento que crees que te ha dado el alimento por tanto tiempo que has padecido la obesidad. Por ejemplo, si para ti el alimento ha sido un acompañante, pues, concéntrate en transformarte tú mismo en tu propio acompañante. Puedes hacer oración, platicar contigo mismo sobre tus planes y propósitos de vida, escuchar música, disfrutar una taza de té con un buen libro, y, si eres creyente meditar ante el Santísimo si es posible, y eso te ayudará a sentirte bien acompañado por Dios y por ti, y, te liberarás de esa adicción o costumbre o mal enfoque de que el alimento es compañía.

Otro ejemplo: si sientes que el alimento te da tranquilidad, o paz o seguridad, pues trabaja en conseguir ese sentimiento de paz y seguridad, sin el alimento.

Si sientes que es necesario ir al psicólogo, pues ¡adelante! Es muy válido y saldrás más rápido de esto.

Tú debes crearte tu nueva realidad. Quizá podamos aquí aplicar lo que dice la Biblia: "La fe es como aferrarse a lo que se espera, es la certeza de las cosas que no se pueden ver". Hebreos 11, 1.

Recuerda que tú tienes la salud en tus manos. Entonces, cada vez que comas, detente y pregúntate: ¿Por qué como? ¿Es mi hora de comer? ¿Tengo hambre? ¿Estoy buscando ocultar un sentimiento? ¿Cuál sentimiento? Y así podrás enfocarte en lo que buscas. Si es en realidad hambre, elige los alimentos inteligente mente; y si descubres que comes por emociones, en fréntalas y trabaja directamente el sentimiento sin poner un alimento ahí. Y finalmente, si es por costumbre, debes ordenar tus horarios.

6.- Entrégate a profesionales de la nutrición y la psicología. Es importante que en tu proceso te guíe un profesional de la salud, tanto emocional como física. Además, debes aprender técnicas psicológicas antiestrés, antiansiedad, etc. Y por supuesto, hay que seguir un plan de alimentación adecuado para ti (según peso, edad y estatura). No aceptes menú, es hora de conocer las raciones y porciones adecuadas para ti y que tú aprendas a hacer tus propios menús.

Si tú sigues prefiriendo una "dieta de menús" *nunca* aprenderás a comer y no pondrás fin a esto. Debes en frentar este miedo y conocer los puntos o raciones de cada grupo de alimentos que te corresponden. *¡No te desanimes, enfrenta!* Checa la guía de equivalencias de los alimentos mexicanos o checa en los anexos algunas de las equivalencias para que empieces a hacer tus propios menús. (Sigue leyendo para que averigües cómo debes calcular las calorías adecuadas para ti). En general, las personas no sabemos comer. Muy pocas culturas saben comer. Procura hacer comidas menos copiosas y no cargadas de carbohidratos ni mucho menos de conservadores. Saber comer le da información correcta a nuestras células.

Evita hacer dietas mágicas; necesitas aprender a comer alimentos sanos y siempre preguntarte si en realidad tienes hambre. Para preparar tu platillo inteligente, debes conocer los alimentos y sus nutrientes, lo que te ayudará a enamorarte de ellos. Por ejemplo, algunos alimentos saludables que es recomendable incluir son:

- **La cúrcuma** tiene un agente bioactivo que es principalmente un antiinflamatorio natural, además que actúa contra radicales libres.

- **Las uvas** contienen resveratrol, que tiene efectos positivos en la expansión de los vasos sanguíneos y reduce la coagulación de la sangre, y además ayuda a disminuir dolores e hinchazón, entre otras cualidades.

- **Las moras azules** contienen pterostilbeno, que es conocido como el antioxidante más potente. Es un polifenol natural con efectos antiinflamatorios, ayuda a regular el nivel de glucosa en la sangre, es cardiosaludable, e incluso se le atribuyen propiedades anticancerígenas. Contiene Vitaminas C, A y B, y minerales como el hierro, el zinc, el selenio y el cobre.

- **El jengibre** es una raíz que contiene una sustancia llamada gingerol, antiinflamatorio y antioxidante.

- **El nopal** es muy útil para prevenir la diabetes, ya que logra estabilizar y regular el nivel de azúcar en la sangre por el contenido de fibras como la lignina, celulosa, hemicelulosa, pectina, y mucílagos.

- **La piña** contiene una enzima natural llamada bromelina que ayuda a la digestión, y además tiene otros nutrientes como principalmente la vitamina C, y en menor cantidad las vitaminas B1, B6 y ácido fólico.

- **La papaya** tiene un alto valor nutritivo, posee un alto contenido de las vitaminas B1, B2 y B3 (también conocida como niacina), que regulan el sistema nervioso y también regulan el aparato digestivo por su enzima papaína. Además, tiene un potente antioxidante que es el licopeno y es un buen aporte de vitamina E.

- **Las leguminosas** como los frijoles, lentejas, habas, garbanzos, son alimentos que, además de su contenido balanceado de carbohidratos, proteínas y grasas, contienen también fibra, vitaminas del grupo B, hierro, ácido fólico, calcio, potasio, fósforo y zinc.

- No olvidemos también los alimentos de origen animal como la leche y el yogur que muchos han "satanizado", y que en realidad son una fuente de probióticos naturales. El consumo moderado y adecuado de ellos es benéfico para la salud.

- **El pescado** y sus variedades, como el atún, sardinas, salmón y bacalao, son una fuente notable de omegas, selenio, zinc y otros minerales, así como de vitaminas A y complejo B.

- **La sábila** es una planta medicinal, llamada también Aloe Vera, que tiene varias vitaminas como A, B, C y E, y minerales como calcio, magnesio, potasio, selenio, y zinc, que ayudan a la microbiota intestinal y al sistema inmune. Además, tiene propiedades cicatrizantes.

- **Los espárragos** constituyen una buena fuente de ácido fólico y de vitaminas A, C, E y K, y minerales como el cromo, otros oligoelementos, y fibra.

- **Aceite de olivo.** Yo sí creo que es el mejor aceite del planeta, y más si es extra virgen. Tiene algunas vitaminas, como la vitamina A y la vitamina E, las dos son antioxidantes. Contiene además polifenoles, que son fitonutrientes que tienen un efecto antioxidante. Por supuesto, contiene ácidos grasos buenos como el oleico (omega- 9, que puede ejercer una acción benéfica sobre los vasos sanguíneos); el ácido palmitoleico (omega- 7, que puede participar en el control de colesterol y triglicéridos); el ácido linoleico (omega- 6, que puede intervenir en el buen funcionamiento neuronal); el ácido linolénico (omega-3, que puede contribuir a mantener la correcta estructura celular).

Por otra parte, sabemos que la dieta mediterránea se considera la mejor dieta y se compone aproximadamente de un 30 a 35% de grasas buenas, entre las que sobresale el aceite de oliva, con sus propiedades antiinflamatorias y antioxidantes.

Nuestros antepasados vivían profundamente agradecidos por el aceite de oliva que el Señor ponía en sus mesas, inclusive se usaba como ingrediente principal de un aderezo en el que se remojaba el pan.

"Cuando quieras ofrecer alguna masa cocida al horno, será de flor de harina en panes sin levadura amasados con aceite, o tortas sin levadura untadas de ACEITE". Levítico 2, 4.

"La harina de la tinaja no se agotó ni disminuyó el ACEITE del cántaro, según lo que había prometido Yavé por medio de Elías". Reyes17, 16.

"Jesús contestó: voy a mojar un pedazo de pan en el plato". Juan 13,26.

Y así, todos y cada uno de los alimentos naturales que Dios nos dio traen grandes propiedades para mantener nuestra salud.

Lo malo es que el ser humano los va destruyendo e industrializando.

Es entonces conveniente que vayas conociendo el contenido de nutrientes de los alimentos y que los comas lo más natural que sea posible.

Y sobre todo, también aprender a comer gran parte de tus alimentos crudos, yo diría que si fuese posible hasta un 40% de tu alimentación en forma de vegetales, frutas y semillas crudas, por el contenido de nutrientes vivos.

También el contenido calórico de los grupos de alimentos es importante, hay que alinearlo a las kilocalorías adecuadas para ti. Y el balance de nutrientes es fundamental; no tiene caso contar calorías cuando estas son vacías, sin nutrientes, pues no pondrían en orden al metabolismo.

Hay varias fórmulas para determinar las kilocalorías (kilocalorías) adecuadas para ti. Yo uso la de Harris- Benedict:

Hombres	TMB = (10 x peso en kg) + (6,25 × altura en cm) - (5 × edad en años) + 5
Mujeres	TMB = (10 x peso en kg) + (6,25 × altura en cm) - (5 × edad en años) - 161

Sin embargo, una ecuación más sencilla para ti es 1 kilocalorías x kg peso x 24 horas. Puedes iniciar sacando las calorías con tu peso actual y le restas 500 kilocalorías, y así mantente unos dos meses en lo que te acoplas a tu nuevo estilo de vida. Y luego las calculas con un peso sano. Checa el anexo 2, dieto-cálculos, y elije el adecuado para ti. ¡Comienza ya!

Como estás aprendiendo a apreciar la importancia de la alimentación, sería oportuno buscar orientación nutricional para comer correctamente y evitar el envejecimiento prematuro por la acidez del cuerpo. Debido a que hemos estado comiendo algunos alimentos altos en grasa saturada, azúcares añadidos, colorantes, y, además mal balanceados, vamos alterando nuestra edad metabólica, que indica el estado del cuerpo a nivel fisiológico, la verdadera salud del organismo. Por el contrario, una correcta alimentación ayuda a fortalecer el sistema inmune, mejora el funcionamiento del sistema nervioso y permite el correcto desarrollo del organismo, y además ayuda en la prevención de muchas enfermedades. Una alimentación lo más alcalina posible es beneficiosa, pero es importante aclarar que el alimento acidificante no tiene nada que ver con el pH del mismo alimento, sino con lo que genera dentro del organismo.

Por ejemplo, el limón por si solo es ácido, pero tiene un efecto alcalinizante en nuestro organismo.

Esta es una lista de alimentos alcalinizantes:

ALIMENTOS ALCALINOS (neutralizan la acidificación)	ALIMENTOS ÁCIDOS (causan muchas enfermedades)
AUMENTAR	**ELIMINAR**
• Agua marina y agua alcalina • Sal del Himalaya • Germinados • Té verde natural • Aloe vera o sábila natural • Frutas cítricas: limón, naranja y toronja • Pomelo • Plátano • Brócoli de preferencia crudo • Verduras de hoja verde (espinacas, acelgas, apio) • Perejil, albahaca, eneldo • Almendras, pistachos • Ajo (contiene lisina) • Cebolla cruda • Jitomate • Cerezas crudas naturales • Sandía (rica en vitamina A, y C, potasio, magnesio y manganeso, licopeno) • Uvas (flavonoides y polifenoles) • Papa (alto contenido de vitamina B, ácido fólico) • Zanahoria (carotenoides, potasio y fósforo)	• En general todos los alimentos industrializados y chatarra • Jugos embotellados • Refrescos • Alcohol • Levadura • Excesos de café y té negro • Azúcares y derivados (chocolates azucarados, mermeladas, jaleas, caramelos, etc.) • Harinas blancas y refinadas • Frituras • Carnes rojas y mariscos • Catsup • Mostaza • Sal refinada • Escabeches • Edulcorantes

Por supuesto que sí es necesario consumir carne, pero es vital que sea acompañada de leguminosas y verduras crudas alcalinizantes. Busca en cuanto te sea posible no combinar en un mismo tiempo de comida las harinas como arroz, pastas, panes, o tortillas y las proteínas a las que yo llamo proteínas fuertes como carne roja, pollo, pescado o cerdo. Si evitas esta combinación te aseguro tendrás una mejor digestión.

Les doy un ejemplo de un plan de alimentos alcalinizante:

- **8:00 a. m.** *Té verde natural sin azúcar. Manzana más cerezas o frutos rojos y unas seis almendras o cuatro nueces.*

- **11:00 a. m.** *Ensalada de espinacas crudas con arúgula cruda más jitomate y algo de cebolla cruda (puede ser morada), con aguacate, una media taza de garbanzos cocidos, y para aderezar, únicamente vinagre de manzana y jugo de limón. Uno o dos huevos cocidos y un pan de centeno.*

- **3:00 p. m.** *(preferentemente cocinar con sal del Himalaya) Pescado o salmón con mucho ajo y limón y albahaca. Frijoles cocidos o lentejas cocidas sin tocino. Verduras: más o menos una zanahoria cruda y uno o dos jitomates crudos, y algo de brócoli (solo blanqueado en el agua hervida). Si vas a beber líquido, recomiendo que sea al menos quince minutos separado de los sólidos y mejor si es agua de limón licuada con sábila sin azúcar ni edulcorantes o bien algún té caliente.*

- *7:00 p. m. Sandía y/o uvas y algo de oleaginosas como nueces o almendras.*

Sin embargo, te recuerdo que cada dieta es personalizada, por eso mejor acude a tu nutriólogo.

Como ya se mencionó, generalmente los nutriólogos calculamos las kilocalorías con la fórmula Harris-Benedict, para determinar el consumo del metabolismo basal, y con la actividad física; estas kilocalorías las distribuimos entre los carbohidratos, proteínas y grasas. Esta fórmula toma en cuenta el género, la estatura, la edad y el peso para determinar el consumo.

Quiero mencionar un poco de la historia de dicha fórmula. En 1919, el Laboratorio de Nutrición del Instituto Carnegie de Washington (EE. UU.), publicó una monografía con el título "A Biometric Study of Basal Metabolism in Man" (Un estudio biométrico del metabolismo basal en el hombre). Los autores de esta publicación fueron los fisiólogos-nutricionistas J. Arthur Harris y Francis G. Benedict. En esta monografía, Harris y Benedict evaluaron los parámetros metabólicos de 136 hombres y 106 mujeres, todos adultos sanos. A estos sujetos se les realizó calorimetría indirecta y a partir de la evaluación de sus datos, con análisis de regresión, se diseñaron fórmulas matemáticas para predecir el gasto energético en reposo, usando como variables la edad, el género, el peso y la talla. En 1984, los datos y la fórmula original de Harris y Benedict fueron reevaluados por Roza y Shizga determinando la masa celular activa total con mediciones de potasio corporal total (Ke). Basándose en sus resultados, propusieron algunas variantes a la fórmula original de 1919. Y en 1990, Pellet publicó en el American Journal of Clinical Nutrition (Revista americana de nutrición clínica) una revisión completa de las fórmulas matemáticas utilizadas para predecir el gasto energético en reposo. En dicha publicación apareció una actualización de la fórmula original de Harris y Benedict que es la que se emplea hoy en día.

Sin embargo, no solo importan las kilocalorías, sino los nutrientes, los receptores de los nutrientes y lo que sintetizan dichos nutrientes; es decir, el equilibrio y balance celular y mitocondrial. (En las dietas propuestas en los anexos hay un balance generalizado. Si tú tienes alguna enfermedad o algún padecimiento como diabetes descontrolada o alguna enfermedad renal o divertículos, o colon irritable, entre otros, por favor acude a tu médico y nutriólogo).

7.- **Actívate.** Ya sea que te inscribas en un gimnasio, o que decidas nada más salir a caminar, o que asistas a clases de baile, o que hagas una rutina en YouTube, o que hagas movimientos constantes en tu habitación. Lo que tú decidas, pero día a día. ¡No lo pares!, ¡No te rindas!

Y sí un día no fuiste, no te culpes y retómalo cuanto antes. Puedes iniciar tan solo con siete minutos al día durante la primera semana, luego catorce, para la tercera semana ya debes estar en treinta minutos constantes y a la cuarta semana en cuarenta y cinco minutos. ¡Hay que movernos para quemar grasa cor-

poral! Y además, el ejercicio te ayuda a combatir en
fermedades y mejora la circulación; la actividad física mejora el estado de ánimo y te ayuda a ser más
feliz, te ayuda a dormir mejor, te da energía y hasta
mejora tu vida sexual. Recuerda que siempre hay
que combinar el ejercicio con el consumo real de
antioxidantes como las vitaminas A, C, D y E entre
otros, ya que el tratamiento en conjunto con estas
vitaminas puede contribuir a reducir los riesgos cardiovasculares, así como posibles alteraciones hema-
tológicas como moretones, sobre todo en las prime-
ras etapas de un programa de ejercicio para un paciente obeso.

Se recomienda también el consumo de vitaminas
en sujetos con obesidad, para que la célula sea más es-
table después del ejercicio, porque dichos nutrientes se
usan para dar la información correcta a la célula y favorecen la organización de las proteínas en la membra-
na eritrocitaria, que es una capa que funciona como
una barrera entre el citoplasma y el medio externo de
las células y proporciona a la célula la estabilidad y
deformabilidad necesarias, y participa en la biogénesis
y el envejecimiento.

Una de las funciones de los eritrocitos (los glóbu-
los rojos) es transportar oxígeno, y el paciente con obesidad presenta una inflamación celular en general. Si
las alteraciones que se observan no retornan a condi-

ciones normales después de un esfuerzo agudo, puede haber una contribución importante a la elevación de los factores negativos relacionados.

CAPÍTULO 5
MANEJO EMOCIONAL

A lo largo de la vida nos han transmitido ciertas creencias y maneras de pensar que nos afectan positiva o negativamente; como nutrióloga he convivido con profesionistas de la psicología y he aprendido lecciones y las he aplicado en los pacientes, también he observado como los psicólogos dan el tratamiento al paciente y veo lo que los pacientes necesitan.

Reflexiono que la combinación de una psicología analítica con apoyo de la TCC (terapia cognitivo conductual), nos puede ayudar a entender y a afrontar los procesos complejos involucrados en la obesidad, tales como la depresión, la ansiedad y las adicciones.

La TCC es una forma de entender cómo razonamos acerca de nosotros mismos, de otras personas y del mundo que nos rodea, y de comprender cómo lo que hacemos afecta a nuestros pensamientos y sentimientos. La TCC nos puede ayudar a cambiar nuestra forma de pensar ("cognitivo") y de actuar ("conductual") Esto nos puede ayudar en el proceso de reducción de peso.

Un tratamiento para reducción de peso no solamente es una "dieta mágica", o como yo le llamo, "hojita mágica". ¡No es así! Es todo un proceso en donde se debe trabajar profundamente en sesiones informativas, entrenamiento de autocontrol, entrenamiento de relajación, análisis de problemas y solución de ellos. Conocer e instruirte y prepararte para comer solamente tus raciones y porciones, enseñarte a elaborar tus menús, y finalmente hacer una restructuración cognitivo-conductual.

Si tú tienes sobrepeso u obesidad debes primero aceptar tu situación y observar y analizar tus pensamientos- sentimientos- acciones. Averigua todo de ti, tu peso y tu salud.

Algunas preguntas clave serían:

1. ¿Desde cuándo tengo sobrepeso?

   ____

2. ¿Qué creo que ha causado mi sobrepeso?

   ____

   ____

3. ¿Por qué supongo que empezó en ese momento? (Analiza la situación en que te encontrabas en ese momento.)

   ____

   ____

4. ¿Qué efectos ha tenido el sobrepeso en mi vida emocional y en mi salud física? Describe todos tus dolores emocionales y físicos, como inseguridad, tristeza, desesperación, o dolores físicos como dolor de cabeza, dolor de rodillas, diabetes, hipertensión arterial, etc.

   ____

   ____

5. ¿Qué tan mala considero que es mi obesidad?

   ____

   ____

6. ¿Siento que durará mucho tiempo?

   ____

   ____

7. ¿Creo que puedo mejorar mi situación?

   ____

   ____

8. ¿Qué tipo de tratamiento me gustaría tener? ¿Y por qué? Aquí puedes describir si quieres ayuda como la cirugía bariátrica o algún otro método. (Puedes ponerte en contacto con algún cirujano certificado y con un equipo multidisciplinario).

   ____

   ____

9. ¿Cuál es el peso sano para mi estatura y edad?

   ____

10. ¿Cuál me parece que es el resultado más importante para mí?

   ____

   ____

11. ¿Cuál es el mayor temor que tengo de mi obesidad?

____

____

12. ¿Estimo que me muevo lo suficiente, hago algo de ejercicio a diario?

____

____

Tener actividad ayuda a aumentar la serotonina en el cerebro y ayuda a disminuir la tristeza, depresión, etc.

Después de ser sincero contigo mismo y de responder estas preguntas entre otras muchas que puedes ir realizando, quiero mencionarte que el objetivo primario de la terapia conductual es mejorar los hábitos de estilo de vida, en cuanto a alimentación (qué comer, dónde comer, cuándo comer y cómo comer) y niveles de actividad física.

La instauración de nuevos hábitos de actividad física en realidad es la clave para el logro y el mantenimiento del peso perdido.

La característica principal del apoyo en este tipo de TCC es:

El *automonitoreo,* que es llevar por escrito un registro diario y detallado de la ingestión de alimentos, así como las circunstancias bajo las que ocurrió; preferentemente hacerlo y llevárselo a tu nutriólogo y a tu psicólogo. Si no tienes algún profesional de la salud, de todos modos escríbelo, pues te ayudará a conocerte y te proporcionará información esencial para seleccionar e implementar estrategias de intervención.

También forma parte del proceso de cambio de conducta para la identificación de influencias del medio ambiente y personales, (para evitar sabotajes y saboteadores) que regulan la actividad física y la alimentación, y para la evaluación del progreso en la modificación de los hábitos.

Una vez realizado esto *podrás identificar tus estimuladores y evitar la exposición* a situaciones que te inducen a comer en exceso.

Por ejemplo, separar tus comidas de otras actividades (no ver televisión, no arreglar asuntos de negocios o de otra índole mientras se ingieren alimentos; no consumir botanas en lo que estás frente a la computadora, etc.) para que estés completamente consciente del acto de comer, sin distractores.

Comiendo conscientemente podrás reconocer sentimientos y pensamientos, sobre todo identificar si recurres a pensamientos de autoderrota o, por el contrario, a expectativas excesivamente optimistas y poco realistas sobre tu dieta y tu peso e imagen corporal.

La TCC, ayuda a *mejorar las relaciones interpersonales* y a evitar situaciones de riesgo de recaídas y si la combinas con el sistema de raciones y porciones, te ayudará a sentir que no estás "a dieta", sino en tu nuevo estilo de vida. Por otra parte, con el TCC aprenderás a *autoestimularte a* seguir adelante dándote tú mismo recompensas cuando logres metas, a continuar en el camino.

Es común que en psicología te ayuden a hacer un FODA en donde pones en un cuadrante tus Fortalezas, Oportunidades, Debilidades y Amenazas. Esto te permitirá entender mejor la realidad actual, lo que es básico para establecer tu plan de trabajo en tu tratamiento y ponerte en acción para alcanzar los objetivos y metas planteadas.

FORTALEZAS	**OPORTUNIDADES**
Me gusta cocinar. Soy decidido, No me rindo con facilidad En muchos aspectos soy disciplinado, Soy madrugador.	SE REFIERE AL AMBIENTE. Aprovechar los momentos en que te puede ayudar: ir al campo o playa-puede salir a caminar Tengo a mi vecino que sale a correr-salir con él.
DEBILIDADES	**AMENAZAS**
CONOCERTE A TI MISMO: Tiendo a ser impulsivo, Soy dulcero, picoteador, etc. Tienda a deprimirme.	LOS IMPEDIMENTOS QUE PUEDO TENER: ¿Qué, cómo, quiénes, cuándo? Los fines de semana voy con mis papás y siempre insisten en que coma postre.

Haz este ejercicio minuciosamente, reconoce tus debilidades y amenazas, pero apóyate en tus fortalezas y oportunidades.

FORTALEZAS: se refieren a mi persona.

____

____

OPORTUNIDADES: se refieren al entorno.

____

____

DEBILIDADES: conocerme a mí mismo.

____

____

Una de las cosas más útiles de la TCC es la promoción de la motivación al cambio, y el autocontrol es parte de ella. Algunas de las características del tratamiento que yo propongo en mi consultorio son:

- En cuanto a la frecuencia, ir a terapia psicológica cada quince días y con nutrición una vez al mes; sin embargo, el paciente deberá trabajar diariamente en su cuaderno de análisis.
- En cuanto a la duración, deberás trabajar al menos seis meses, un año, dependiendo del grado de sobrepeso u obesidad que tengas.
- Es esencial que el tratamiento sea individualizado. No te compares con otras personas, es tu proceso, no el del otro.
- Conviene que los grupos de apoyo con otros pacientes sean cerrados, sin incorporaciones de nuevos pacientes durante el curso del tratamiento, y deben ser dirigidos por un profesional de la salud.

Además, en cuanto al manejo emocional, necesitas saber identificar: ¿Hambre, ansiedad, angustia, antojo, miedo, costumbre?

Este tema compete principalmente al área de psicología, pero yo como nutrióloga dedicada a la obesidad, debo conocer un poco y ayudar al paciente a distinguir por lo menos entre dichos cinco estados emocionales para derivarlo al psicólogo y que el profesional ayude en esto al paciente.

Aconsejo que vayas con el profesional del área y definas de forma práctica y personal dichos conceptos; sin embargo, te dejo las definiciones de la Real Academia Española:

Hambre. Necesidad de comer (sensación de hueco con ruido en estómago)

Ansiedad. Estado de agitación, inquietud o zozobra del ánimo.

Angustia. Temor opresivo sin causa precisa.

Antojo. Deseo apremiante y pasajero, habitualmente caprichoso.

Miedo. Angustia por un riesgo o daño real o imaginario.

Costumbre. Hábito, modo habitual de obrar o proceder establecido por tradición o por la repetición de los mismos actos y que puede llegar a adquirir fuerza de precepto.

Examina todos estos estados emocionales: debes tenerlos bien claros y reconocerlos y trabajarlos con tu psicólogo para que no abandones tu "plan de alimentos". Esto será primordial para tu crecimiento en el proceso de mejoría de hábitos.

Antes de continuar, quiero explicar por qué es importante el profesional de psicología en el tratamiento de la obesidad.

La psicóloga Beatriz Aquino (en el libro *"Nutrición en la cirugía bariátrica"* de mi misma autoría, Sáinz Gómez), editado por Manual Moderno, refiere que se deben contemplar varios factores de sobre-ingesta y señala algunos cuestionarios como el de William E, o Donnell W.L Warren donde se valora si los pacientes están conscientes de sus hábitos de sobre-ingesta, de sus antojos, o si utilizan la comida como fuga de su obesidad o para regularse emocionalmente. También miden cuánta motivación tienen para los cambios que deben hacer. Refiere que uno de los más significativos que hay que trabajar dentro del proceso es el de la imagen corporal, ya que muchos pacientes han vinculado su identidad con su cuerpo: "el gordito". (1)

Dentro del campo de la psicología en la bariatría (que es el tratamiento para la obesidad) se trabaja con la adicción a la comida y la indisciplina en el comer, pues muy comúnmente afecta a los pacientes, que inconscientemente tratan de calmar su angustia, ansiedad, emociones desbordadas tanto como de tristeza como de alegría, y comen justificando cada bocado. Es esencial trabajar todo ello en terapia.

Uno de los retos a trabajar es el estrés que detona estos sentimientos de angustia, ansiedad, depresiones, etc. Con el paciente primero se trabaja en que él mismo esté consciente de dónde se encuentra, hacia dónde quiere ir de manera física y emocional, además de conocer con qué herramientas internas y externas él cuenta. También debe tomar consciencia de los riesgos de sabotaje interno y externo dentro del proceso, así como aceptar la necesidad del apoyo multidisciplinario. (1)

Ahora sí, después de esta pequeña introducción, yo quiero decirles que es muy común que el paciente diga que tiene mucha "hambre" durante su proceso de reeducación nutricional y reducción de peso, incluso con algún procedimiento bariátrico (balón, manga o bypass).

Pero en la gran mayoría de los casos no es hambre, puede ser algo de *ansiedad o angustia* (por ello es importante el acompañamiento con psicología). Para el seguimiento nutricional es vital un buen diagnóstico por parte del profesional.

Muchas veces puede existir el *miedo,* ¿de qué?, pues de despedirse, aunque sea por un tiempo, de los alimentos adictivos.

¿Por qué se presenta este miedo? La psicología lo podrá definir individualmente en cada paciente, pero yo como nutrióloga puedo decir que es simplemente a una sensación desagradable al dejar esos alimentos "ricos", y a la incertidumbre que siente el paciente, el miedo a decir "no sé si podré".

Pueden tener miedo de enfrentarse a algún evento social que conlleve comer; ir de vacaciones y enfrentarse al "todo incluido", etc., porque se sienten en "peligro" de romper su plan de alimentación. Muchas veces el paciente prefiere no salir para poder hacer su "dieta", pero ¡no!, eso no es correcto; no podemos encerrarnos y aislarnos; debemos enfrentar, saber controlarnos y hacer elección de alimentos en el momento que sea la hora de comer. Fortalecer nuestra mente es lo importante.

Ahora bien, *la ansiedad* puede experimentarse desde antes; es decir, tiene que ver con anticiparse a aquello que podría ocurrir. He tenido pacientes que desde la primera consulta llegan diciendo: "pero no me quites el alcohol", o "a mí no me quites las harinas", o "yo mejor no ceno, porque si me das algo no puedo parar", etc.

Entonces se predisponen, desde antes de iniciar ya están con esa ansiedad y angustia. Como en el ejemplo anterior del "todo incluido", el paciente puede ir ya con angustia y ansiedad por los *antojos* que tendrá; yo creo que al contrario, es una buena opción, ya que permite elegir qué comer. Por eso es vital entrenar la mente a elegir solamente alimentos sanos, a detenerse y pensar qué es lo mejor en ese momento y a no actuar por impulsividad. (Te estarán ayudando los momentos en que has hecho oración y meditación; para ese entonces ya deben estar haciendo un efecto positivo).

Revisemos ahora un ejemplo, de vacaciones en un hotel:

Desayunos:

Huevos con tocino o con jamón o con chorizo, elimínalos de tu opción

Huevos a la mexicana o con nopales, EXCELENTE.

Omelette con espinacas y champiñones, EXCELENTE.

Hotcakes, elimínalos de tu opción, así como el pan dulce

Yogur, fruta y oleaginosas, EXCELENTE.

Comidas y cenas:

Pescado o salmón a la plancha con verduras o ensalada, EXCELENTE.

Hamburguesas, pizzas y hot dog, elimínalos de tu opción.

Algo de lo que he observado es que la ansiedad se puede presentar en cualquier momento del periodo del nuevo plan a seguir, sin embargo, la ansiedad es por algo que todavía no pasa y ya estás en angustia que se convierte ansiedad. Por ejemplo, si estamos constantemente preguntando "¿Cuándo puedo comer esto o aquello?", ese tipo de pensamiento causará más inestabilidad en tu plan. Aquí debes aprender a dominar tu mente y a enamorarte del alimento sano. También puedes distraerte con tu hobby o salir a caminar o detenerte en donde estés y hacer respiraciones, estiramientos o incluso jogging (o correr en el mismo sitio).

De cualquier manera, en el proceso de la "dieta" o mejor dicho, del plan de alimentación y nuevo estilo de vida, se pueden presentar dudas e incertidumbres, pero no dejes que se vuelvan un trastorno de ansiedad o angustias o miedos, ya que pueden ser detonadores para romper el plan, y, si esto llegara a pasarte muy seguido, puede generar un riesgo de abandonar el plan definitivamente.

Por eso pido a mis pacientes que se acompañen de la psicología para apoyar al tratamiento nutricional. Pero recuerda, debes de tener la firme decisión de hacerlo y *no* postergar.

Personalmente, recomiendo al paciente que aprenda a identificar o reconocer el punto o momento cuando se presenten estos sentimientos de angustia miedo o ansiedad, y al registrar, por ejemplo, que se está experimentando ansiedad (que puede ser el momento en que se tiene mucha inquietud y se puede sentir confundido, con falta de concentración y ganas de comer), puede encaminarse inmediatamente a realizar otra actividad que no sea comer, como tocar guitarra, pintar, bordar, tejer, jardinería etc.

Tal vez ya comiste tu colación y no te sientes satisfecho; entonces te recomiendo hacer una pausa (unas respiraciones) y reconocer y aceptar que estás en un episodio de ansiedad y mejor nuevamente enfocarte en el hobby que hayas escogido (lo vimos anteriormente), y que de preferencia sea de actividad manual para que saques ahí tu ansiedad, y te distraigas del alimento.

No llegues a comer ni te engañes con otro alimento, aunque sea pepino, porque muy probablemente tampoco te sentirás satisfecho y solo estarás llenando ese vacío de alimento y no de verdadero amor. Es importante que enfrentes y que manejes esa situación con tu mente: "ordenar y reeducar a la mente es lo mejor". No caigas en lo que siempre has manejado, como: el *sentimiento* me lleva a un premio con alimento, o a un consuelo con alimento, o a un abrazo con alimento o a un castigo con alimento. "Ya da un fin definitivo".

Porque si no lo haces (dar fin), vuelves al círculo vicioso; en cambio, al detenerte, hacer algunas respiraciones, tomar una pausa, y enfocarte en un hobby, vas a ir haciendo una nueva rutina de canalización de tus sentimientos con otra mejor opción que no sea "alimento".

"Tú debes ser el dueño de tus pensamientos para que tu cuerpo te obedezca".

Ahora bien, está la otra parte que es el *antojo:* primero debes reconocer y concientizar si eres dulcero, panadero, chatarrero, refresquero, alcohólico, tortillero, carnívoro, etc. Una vez que tengas bien claro qué alimentos o bebidas son tus favoritas o cuáles consumes más seguido y en mayor cantidad, debes analizar si te convienen o no y en qué cantidad. Por ello es muy importante lo que ya aprendiste a hacer: conocer la cantidad de raciones de alimentos y kilocalorías que necesitas y tener la guía de intercambios para que puedas hacer tus menús y tus sustituciones, siempre con responsabilidad de salud.

Como ya lo he explicado, el apoyo cognitivo conductual es valioso en el tratamiento de los pacientes con sobrepeso. Ya se ha demostrado en varios estudios que el comportamiento de las personas con sobrepeso está controlado principalmente por señales externas o ambientales, por lo cual una Terapia Cognitivo Conductual les puede ayudar a cambiar la forma en que piensan y actúan y estos cambios les pueden ayudar a seguir un plan de cambio de hábitos.

Conviene acudir a los profesionales de la salud, pues entre el psicólogo y el nutriólogo podrán ayudar a los pacientes con sesiones informativas de lo que es la obesidad, todas sus consecuencias, los tratamientos a llevar, cómo enfrentarse a situaciones, etc. Te enfocarán en tu camino y te entrenarán en la solución de problemas con los alimentos y emociones.

Pero si no puedes ir por cualquier situación, lo más importante es tener claridad acerca de todo lo que ha estado interviniendo a lo largo de tu vida, para que hayas sostenido un sobrepeso u obesidad. Es fundamental para analizarlo y poder cambiarlo. Quizá hayan tenido la costumbre en tu casa desde que eras un niño, de comprar alimento en lugar de cocinarlo en casa; o quizá no hayan tenido horarios de alimentos; o quizá acostumbren desde siempre un dulce después de comer; o quizá no te acostumbraron a realizar deporte, etc.

Hay muchas situaciones que están bien enraizadas y debemos identificarlas, aceptar que no nos están ayudando a lograr nuestro objetivo y atacarlas desde la raíz. Por ello, tener un conocimiento preciso de ellas es parte del tratamiento.

(1) Beatriz Sáinz Gómez. Nutrición en la cirugía Bariátrica. 2° edición. 2017. Manual Moderno.

Preguntas para ti:

¿Te consideras comedor emocional?

____

¿Por qué? ______________________________________

____

¿Sabes distinguir tus emociones?________________

____

Si contestas que no, para aprender a reconocerlas primero observa cómo te sientes y acepta el motivo real, examina el entorno (si hubo algún acto como discusión o quizá una pérdida alguna muerte, etc.), y sé consciente de tus acciones. Así comprenderás lo que realmente está sucediendo y podrás ponerle nombre a tus emociones y sentimientos.

¿Comes cuando estás triste, enojado, angustiado, ansioso, por soledad o aburrimiento?

____

____

Si contestas que sí, nuevamente como lo hemos estado trabajando, debes separar el alimento de esta emoción, y trabajar la emoción directamente. Identifica por qué estás enojado o angustiado, etc., y trabaja en ello.

¿Practicas la oración y meditación? ¿Cómo te va con ello?

____

¿Ya elegiste algún hobby? ¿Cuál es? ¿Eres constante?

____

____

¿Eres dueño de tus pensamientos o tu mente te traiciona? Busca explicación a lo que te sucede, reflexiona. Te invito a leer y a investigar sobre la inteligencia emocional. ______

____

____

¿Tienes claro cuándo experimentas más ansiedad?

____

____

Si contestas que no, por favor autoobsérvate más y escribe día a día en tu diario, ahí podrás descubrir tus emociones y ansiedades.

¿Sabes reconocer cuando tienes hambre real?

____

____

Si contestas que no, regresa a leer la definición de hambre y tenla presente en tu día a día para que puedas analizar cuándo realmente tienes hambre.

CAPÍTULO 6
CONSECUENCIAS DE LA OBESIDAD
SOBRE LA EDAD METABÓLICA

Hablemos sobre las consecuencias de la obesidad en la edad metabólica. "A nadie nos gusta vernos viejos y no tener realmente tanta edad". En este capítulo inicio recordando que la literatura ya señala que la longevidad parece aumentar si nuestros niveles de antioxidantes en la dieta son adecuados y con una reducción calórica, lo que puede propiciar una menor degradación de las mitocondrias, del metabolismo celular y del consumo de oxígeno. (2)

Entonces, en la obesidad hay un desequilibrio tanto de antioxidantes como de otros nutrientes y además un exceso de calorías, muchas de ellas "vacías"; esto genera un desorden metabólico (si quieres saber más del metabolismo, lee el anexo 2) y un envejecimiento prematuro. Además, tiene consecuencias físicas y emocionales, produce exceso de cortisol y con ello vuelves a marcar un punto para el envejecimiento prematuro.

La obesidad va deteriorando el cuerpo y predispone a adquirir otras enfermedades, muchas de ellas mortales, por ello los genomas se ven comprometidos (el genoma es el conjunto de instrucciones genéticas que se encuentra en una célula), y entonces se debilita el sistema inmune; además, la cognición se ve disminuida, hay mayores posibilidades de desarrollar diabetes tipo 2, cirrosis debida al hígado graso que presenta todo paciente obeso, enfermedad cardiovascular o dislipidemias (que significa colesterol y triglicéridos altos) e hipertensión arterial, cáncer y se puede desarrollar también la enfermedad de Alzheimer, así como otros padecimientos.

La obesidad es un factor que acelera directamente los mecanismos del envejecimiento. Hay algunos artículos que afirman que la calidad de la dieta está directamente relacionada con la función de los telómeros. (Los telómeros son regiones de ADN ácido desoxirribonucleico no codificante que se encuentran en los extremos de los cromosomas, cuya longitud, además de indicar la esperanza de vida, indica el estado global de salud). Nutr Hosp. 2017; 34(5):1226-1245.

¡Entre más corto el telómero, menos vida!!

Denham Harman, de la universidad de Nebraska, planteó desde el año 1956 que la relación entre radicales libres y envejecimiento está directamente entrelazada. Y esto indica entonces que la expectativa de vida humana podría aumentar al disminuir los efectos del proceso oxidativo. (2)

Siempre he dicho que para determinar una verdadera edad metabólica, deberíamos realizar un estudio de células de todos nuestros órganos: cerebro, corazón, pulmón, intestinos, riñones, páncreas e hígado, pero ¿quién hará eso? ¡Algo complicado!, ¿no?

En realidad, lo que debemos saber es que la edad metabólica depende de la edad biológica. Entonces, es importante mantener nuestro metabolismo basal activo (es decir, cada una de nuestras mitocondrias en las células) y nuestra masa grasa en condiciones sanas, siempre en proporción a la edad cronológica. Por ejemplo, el porcentaje de la masa grasa en el hombre debe estar entre el 12 y el 20-22% del peso corporal y en la mujer entre el 20 y el 30-33%. Además, es vital tener una buena masa muscular, por lo que es necesario hacer ejercicio permanentemente y llevar una vida activa, acompañada de una sana alimentación lo más natural posible y hábitos sanos en general (ver la *flor de la salud*).

Es posible calcular aproximadamente la edad metabólica de una manera un poco más sencilla, considerando algunos aspectos como los kilogramos de peso de grasa, masa muscular y agua. Actualmente, existen básculas denominadas de bioimpedancia que, mediante una pequeña corriente eléctrica, distinguen a los órganos con más líquidos de los que tienen más grasa y así estiman un porcentaje de grasa corporal y de masa muscular, la cantidad de agua, el peso de los huesos, el peso en kilogramos y con estos datos calculan la edad metabólica más fácilmente.

En mi experiencia, he visto que por cada cinco o seis kilos de grasa adicional a la "ideal sana", el paciente tiene un año más de edad metabólica, o yo diría, "un año menos de vida". ¡Qué fuerte!, ¿verdad? Pues a ponerte en acción, no postergues más tu salud.

Recuerda que esta fórmula no son cálculos exactos, ni científicos, ni genéticos, sino aproximaciones que yo he observado y que nos pueden dar una idea de qué edad metabólica tenemos, para tomar decisiones e incorporar "ya", hábitos que nos permitan mejorar nuestra salud.

La dieta o alimentación de una persona obesa generalmente ha sido muy acidificante para el organismo y por ello va envejeciendo también muy rápidamente, aunque sabemos que de por sí todos los procesos metabólicos normalmente conducen a la acidificación del organismo; es parte de la vida. Por ejemplo, todas las grasas fabrican ácidos grasos, las proteínas terminan por fabricar ácido úrico, algunas verduras generan ácido oxálico, la propia respiración y el agua generan ácido carbónico. Es normal que nos acidifiquemos, pero hay que ayudarle al cuerpo a que este proceso no sea excesivo, y una alimentación mal llevada por periodos largos acidifica el organismo en exceso y causa obesidad y en ocasiones enfermedades como el cáncer.

Entonces, las grasas saturadas, alimentos fritos, refrescos, excesos de alcohol, dulces y toda azúcar añadida a los alimentos, así como los alimentos ultraprocesados, el exceso de café y té negro, catsup, cremas, embutidos, exceso de lácteos, etc., acidifican a nuestro cuerpo. En cambio, una alimentación correcta con frutas y verduras de preferencia crudas, ayudará a que la acidez metabólica no sea tan excesiva. (Ver en el capítulo 4 el apartado "Entrégate".)

Durante el envejecimiento también disminuye la protección antioxidante y puede haber más ataques a las células blancas (también llamadas "leucocitos"). Por ello es importante que consumas suficientes antioxidantes para evitar un envejecimiento prematuro, ya que se ha observado una disminución de antioxidantes como el glutatión (un tripéptido que se encuentra en las células y cuya función es protegerlas de la oxidación) en el proceso normal del envejecimiento(2). Ahora bien, en la obesidad el paciente no come apropiadamente y con seguridad presenta bajos niveles de antioxidantes y esto lleva a un envejecimiento prematuro.

La obesidad deteriora en general la salud y va envejeciendo a todas las células. Algunos impactos en los órganos son:

- **Huesos.** Es crucial que el paciente comprenda que la masa grasa visceral libera sustancias que favorecen una inflamación crónica en todas las células, por eso existe la llamada "Inflamación Celular", que también estimula la formación de osteoclastos (células involucradas en la destrucción de los huesos), así es que con la obesidad el paciente va destruyendo y acortando la vida de sus huesos. Generalmente, la razón detrás del deterioro óseo del paciente con obesidad es que tiene bajos niveles de vitamina D a consecuencia del mismo exceso de grasa, ya que se trata de una vitamina liposoluble que es atrapada en la misma grasa que no la deja pasar ni hacer su función correctamente.

- **El páncreas** está directamente comprometido con el consumo de alimentos en la producción de insulina, y con el exceso de calorías, grasas saturadas y azúcares simples el páncreas va cansándose y envejeciendo prematuramente. También el exceso de carnes rojas y ultraprocesadas (como pepperoni, salchichas, chorizo y tocino entre otros) y de grasas saturadas junto con bebidas azucaradas, puede aumentar el riesgo de envejecimiento de las células del páncreas y riesgo de cáncer de páncreas.

- **El hígado.** Después de un largo periodo de abuso de calorías, el hígado puede cansarse, y se presentan síntomas como hinchazón abdominal debido al hígado graso, que puede conducir a una cirrosis no alcohólica; nuestro hígado también presenta esa famosa "Inflamación celular" o "envejecimiento prematuro". Los alimentos que más exacerban esta situación son las grasas saturadas o alimentos fritos, además de la manteca de cerdo, pero también el aceite de coco, los azúcares y los alcoholes.

- **El corazón**. Con el sobrepeso y obesidad se va cansando, y se corre un mayor riesgo de padecer enfermedades cardiovasculares como la hipertensión arterial, que por lo general siempre se presenta primero. Pero además pueden aparecer la insuficiencia cardíaca, la fibrilación auricular, las arritmias ventriculares y hasta la muerte súbita. Es importante darle un correcto mantenimiento a tu corazón. Este, al igual que el cuerpo en general, necesita energía vital y nutrientes específicos como principalmente el oxígeno, además de la glucosa proveniente de los alimentos naturales, electrolitos, coenzima Q10, omegas, magnesio, entre otros.

- **Cerebro.** En alguna ocasión leí un artículo en Trends in Cognitive Sciences (Tendencias en Ciencias Cognitivas) donde relacionaban la obesidad con la morfología del cerebro. Mencionaba que cuando hablamos de relación entre obesidad y cerebro es importante tener en cuenta el género: Los hombres con obesidad muestran un menor volumen de materia gris tanto en general, como en ciertos circuitos de procesamiento de recompensas y estructuras cerebrales que se ocupan del movimiento. En el caso de las mujeres obesas, solo se halló relación con un volumen de materia más bajo en una región llamada globo pálido, que es un área del cerebro que desempeña un papel en el movimiento voluntario. El cerebro está lleno de neuronas y terminales nerviosas llamadas axones y células gliales. Entre más grasa, más reducción de materia gris; esto podría significar menos neuronas y una posible afectación a la comunicación entre ellas.

En definitiva, la obesidad no solamente conlleva enfermedades asociadas más conocidas como la diabetes, cáncer, hipertensión o insuficiencia cardíaca, sino que además tiene claros efectos sobre la materia cerebral y el funcionamiento del cerebro.

Y así, tanto el sobrepeso como la obesidad van deteriorando y envejeciendo prematuramente a cada una de nuestras células y afectan a todo el organismo.

¿Cómo mejoramos nuestra edad metabólica?

- Comiendo sano, alimentos saludables, en cantidades pequeñas para no hacer "bombazos de insulina".

- Hacer movimientos constantes y repetitivos, caminar, bailar y mantenerte activo.

- Reír mucho y trabajar constantemente en tu paz interior para disminuir el estrés cotidiano.

- Beber suficiente agua, recuerda mantener bien hidratadas tus células.

- Tomar de forma natural o biológica antioxidantes como vitamina A, C, D, E, coenzima Q10, omega-3, y "lunasina".

- Consumir algunos ingredientes, o infusiones o preparados que contengan: cúrcuma, ajo, jengibre, té verde, etc. (los naturópatas te pueden hablar mucho de ello).

- Dormir tus horas adecuadas.

- Evitar que los productos químicos (conservadores, tinturas...) entren a nuestro organismo .

En esta parte podríamos reflexionar en dos cosas que me llaman la atención de la Biblia:

1. *"Entonces dijo Yavé: No permanecerá para siempre mi espíritu en el hombre, porque no es más que carne. Que su vida no pase los 120 años"*. **Génesis 6, 3.**

2. *"Dios dijo: hoy les entrego para que se alimenten toda clase de plantas con semillas que hay sobre la tierra, y toda clase de árboles frutales. A los animales salva-*

jes, a las aves del cielo, y a todos los seres vivientes que se mueven sobre la tierra, les doy el pasto verde para que coman" **Génesis 1, 29-30.**

¿Por qué entonces vivimos tan poco, si podríamos vivir hasta 120 años? ¿Por qué inventamos alimentos con tanto químico si Dios ya nos dio nuestro alimento?

Unas líneas arriba mencioné la lunasina, ¿has escuchado de ella? La lunasina es un péptido de soya único con 43 aminoácidos; lo descubrió el Dr. Alfredo Gálvez, y hay muchos estudios en donde se demuestra que tiene una capacidad epigenética (que activa o inactiva los genes sin cambiar la secuencia del ADN o material que contiene la información hereditaria), y ayuda a aumentar la adiponectina que es una hormona sensibilizadora a la insulina y además es antiinflamatoria y es secretada por el tejido adiposo que tiene un inmenso papel en el objetivo terapéutico de la obesidad y de las enfermedades relacionadas con la obesidad, como la diabetes tipo 2, la aterosclerosis y las enfermedades cardiovasculares e incluso el cáncer.

Es hora de ponerte en acción para cambiar tu plan de alimentos y eliminar alimentos chatarra industrializados, con demasiados conservadores, y evitar los excesos de harinas, refrescos, alcohol, azúcares añadidos, embutidos etc. Es momento de elegir alimentos frescos y vegetales crudos, frutas suficientes, proteínas de alta calidad y buen aporte de omega-3, antioxidantes, fibra y prebióticos. ¡Inicia YA, no envejezcas!

Preguntas para ti:

¿Tienes algún diagnóstico como hígado graso, diabetes o algún otro?

____

¿Tienes molestias como dolores de cabeza frecuentes, o dolor de estómago, o calambres, reumas (dolores en piernas o brazos), o dolor de cadera o espalda, o tienes varices, o falta de respiración? ¿O algún otro síntoma o padecimiento?

____

____

¿Qué estás haciendo para combatirlo?

____

____

¿Conoces tu % de grasa corporal? ¿Cuál es?

____

____

¿Cuántos kilogramos de grasa te sobran?

____

____

- Si tu peso actual son 96 kg, y tu % de grasa es de 38%, haz una regla de tres.

- 96 kg es el 100%. Multiplica 38% que es tu porcentaje actual por tu peso actual (96), divide el resultado entre 100, y obtienes 36.4 que es el peso en kg de grasa.
- Lo mismo haces con tu peso sano: por ejemplo, si fuera de 68 kg y con el % de grasa ideal, (mujer 30%) (hombre 20%) y luego restas el peso en kg grasa actual y el peso en kg grasa ideal.

¿Tomas antioxidantes? _______________________________

¿Fumas?, ¿Cuánto tiempo hace que fumas? ¿Cuántos cigarrillos al día?

____

Cuando bebes, ¿tomas más de dos copas? ¿Cada cuándo tomas? ¿Sabes cuántas kilocalorías estás consumiendo ahí? ¿Lo compensas restando otros alimentos?

____

¿Consumes alimentos chatarra o industrializados?
¿Cada cuánto?

____

CONCLUSIÓN:

"Por lo tanto, ya coman, beban o hagan lo que sea, háganlo para gloria de Dios"
1° de Corintios 10, 31.

Ya sabes ahora lo que sucede contigo y con la obesidad que se ha apoderado de ti, pero tú tienes la solución. Ahora que lo sabes es cuestión de que te decidas y lo pongas en marcha. Recuerda "¡No postergues", pide ayuda! Mereces la salud que Dios quiere y tiene para ti, regresa a ella.

ANEXO 1
METABOLISMO Y OBESIDAD:

Para entender por qué tienes obesidad, es importante conocer y entender qué es el metabolismo, el cual se lleva a cabo dentro de todas las células, en el ciclo de Krebs (que es una sucesión de reacciones químicas, que forma parte de la respiración celular, donde es liberada energía ATP (Adenosín Trifosfato) almacenada a través de la oxidación de carbohidratos, grasas y proteínas). El metabolismo se realiza, pues, dentro de la mitocondria de la célula. Debe estar bien equilibrado con todos los macro y micronutrientes. Un metabolismo activo es un metabolismo sano; un metabolismo lento te lleva generalmente a la obesidad y a otras enfermedades, aunque también quiero decirte que hay personas delgadas con metabolismo lento y nos damos cuenta cuando la persona, aunque es delgada, trae dislipidemias (grasas sanguíneas altas), o tiene grasa corporal elevada y poco músculo.

La función real de la mitocondria es tomar oxígeno y glucosa para generar energía llamada ATP. Entonces hay que cuidar mucho a nuestra mitocondria. ¿Tú piensas en ella? ¿La cuidas y le das su gasolina (nutrientes) que necesita?

Vamos a repasar de manera rápida y sencilla cómo funciona el metabolismo:

1. Recibes el alimento en forma de carbohidratos, grasas y proteínas.

2. Los carbohidratos, también llamados polisacáridos, se convierten en monosacáridos. Las grasas se convierten en gliceroles y en ácidos grasos. Y las proteínas se desdoblan en aminoácidos.

3. Los monosacáridos, los gliceroles y los aminoácidos forman una glicólisis (proceso en el cual las células descomponen parcialmente la glucosa para producir directamente energía ATP). La glicólisis genera energía, pero también Acetil-CoA (es un antioxidante que el cuerpo produce de manera natural) que interviene en el ciclo de Krebs.

    Por otro lado, los ácidos grasos producen directamente el Acetil-CoA que interviene en el ciclo de Krebs.

    Es importante saber que los micronutrientes son necesarios para llevar a cabo todas estas funciones, por ejemplo, la coenzima A se deriva de la vitamina B. Todo el complejo B es importante para un buen metabolismo.

4. El ciclo de Krebs, ya con todos los nutrientes, pasa al transporte de electrones y ocurre la fosforilación oxidativa que finalmente resulta en ATP (energía para toda la célula).

Entonces, para que tú mantengas un metabolismo activo es muy importante:

- Que consumas los macronutrientes dentro de los rangos adecuados. No dejes de comer carbohidratos, pero que sean sanos, como el arroz (de preferencia integral), avena, otros cereales integrales como salvados, y además frutas, que también contienen carbohidratos y micronutrientes.

- Que ingieras antioxidantes, también conocidos como alimentos funcionales, que tienen componentes biológicamente activos que ayudan a eliminar radicales libres y que además actúan entre ellos haciendo sinergia para que siempre haya actividad dentro de las mitocondrias de cada una de tus células.

- Que mantengas una buena masa muscular, para que a pesar de que estés en reposo, tus mitocondrias sigan activas. No dejes de hacer ejercicio en lo que estas bajando de peso, entre más músculo tengas, menos acumulas grasa corporal.

- Que hagas lo posible para que tu cortisol no suba en exceso, pues hace que almacenes grasa; recuerda que el estrés y algunos malos hábitos pueden aumentarlo. Es bueno que al levantarte lo primero que hagas sea moverte unos 20 minutos, para que sudes y elimines el cortisol.

- Muchos médicos y nutriólogos promueven los ayunos intermitentes. Yo no estoy muy de acuerdo con eso (a menos que lo hagas de una manera ordenada y aprovechando los horarios del sueño, ya que hay reparación) porque considero que es importante la disciplina en los horarios de alimentos (así como no hacer picoteos, tampoco hacer ayunos). En lo que coincido, puesto que se alinea a las necesidades del cuerpo para una depuración y un proceso de autofagia, es que en las noches cenes lo más temprano posible y contar doce horas para tu desayuno. Así hacer la depuración que el cuerpo necesita y además en la noche es cuando hay mucha reparación celular. (Otra cosa es el ayuno religioso y/o espiritual).

- Es importante una microbiota intestinal sana.

Las bacterias intestinales, incluyendo los probióticos, producen una amplia gama de ácidos grasos que pueden tener efectos beneficiosos para la salud del organismo en los seres humanos. Una inadecuada flora intestinal puede contribuir a la obesidad. La composición de la microbiota intestinal, según diversos estudios, demuestra que es importante en la regulación del peso corporal. La comunidad microbiana intestinal incluye aproximadamente 1014 bacterias que residen normalmente en el tracto gastrointestinal; el genoma colectivo de estos microorganismos contiene millones de genes, en contraste con los aproximadamente 20.000 a 25.000 genes del genoma humano. Una dieta o alimentación inadecuada y desbalanceada puede inducir al cambio en la microbiota intestinal, lo que se produce en un corto período de tiempo (con cuatro días que lleves comiendo mal). Seguro que te ha pasado, cuando vas de vacaciones y comes grasas y carbohidratos de más, no comes frutas, comes poca verdura e ingieres mucha azúcar, pastelillos, postres y alcohol, es suficiente para que en cuatro o cinco días tu microbiota esté dañada. La buena noticia es que estos cambios son reversibles cuando decides comer sano. Si tus hábitos son sanos y nada más te sales del plan unos días, la recuperas en el mismo tiempo; por el contrario, si tus hábitos no son buenos, y quieres comenzar a recuperar tu microbiota, te llevará unos tres meses.

Los diferentes estudios evidencian que la microbiota intestinal afecta en varios procesos como la adquisición de nutrientes, el almacenamiento de energía, y gran cantidad de vías metabólicas; por ello debemos pensar en cómo cuidar nuestra microbiota intestinal incluso los fines de semana o en vacaciones, pues la microbiota intestinal nos ayuda a mantener un buen sistema inmune.

Se ha observado también que existe una considerable relación entre la obesidad y la composición microbiana intestinal. Desde hace más de treinta años hay informes de que tanto la pérdida de peso inducida quirúrgicamente por cirugía de bypass gástrico, como también la ganancia de peso debida a lesiones del núcleo hipotalámico ventromedial (que es en donde se lleva a cabo la señal de saciedad), están asociadas con cambios en la ecología microbiana intestinal. (3)

La microbiota intestinal juega un rol muy importante en el mantenimiento de la función tanto gastrointestinal como inmunológica, además de ser crucial para la digestión de nutrientes, lo cual ha sido confirmado por diversos estudios. (3).

Por eso debes conocer las funciones metabólicas y de la microbiota intestinal que incluyen: el catabolismo (destrucción) de las toxinas y agentes carcinógenos, la síntesis correcta de los micronutrientes, la fermentación de sustancias alimenticias no digeribles y la absorción de electrolitos y minerales. Todos son procesos fundamentales para un correcto metabolismo. (3)

Además, la producción de ácidos grasos de cadena corta (ácido acético, ácido propiónico, ácido isobutírico, ácido butírico, entre otros) por parte de la microbiota intestinal afecta el crecimiento y la diferenciación de los enterocitos (son las microvellosidades del intestino) y colonocitos (células que recubren el epitelio del colon para absorber agua y electrolitos). (3)

Un buen metabolismo, una buena salud, un peso sano, un buen sistema inmunológico, dependen de una buena microbiota. Ácidos grasos como el acetato, butirato, propionato, son ácidos grasos importantes que se producen en el intestino, pero para ello dependen de la presencia de los prebióticos en el intestino. Por ejemplo, la inulina genera la producción de butirato, que a su vez ayuda en la digestibilidad de otros nutrientes. Muchos nutrientes dependen de la microbiota intestinal. Otro ejemplo es la histamina (sustancia mensajera del sistema inmunológico) que se produce a partir de L-histidina mediante la histidina descarboxilasa, que está presente en algunas bacterias fermentativas incluyendo los lactobacilos probióticos. Entonces, la manipulación de la microbiota intestinal podría ser una valiosa estrategia terapéutica para regular el equilibrio de energía tanto en personas obesas, diabéticas o con diagnóstico de síndrome metabólico. (3)

ANEXO 2

DIETOCÁLCULO

:

Quiero darte una dato útil: si tú pesas más de 100 kg y las calorías para tu peso actual resultan ser más de 2400, para poder bajar de peso por favor inicia con el plan de 2000 kilocalorías.

Con todo otro peso actual, para poder bajar de peso, hay que restar 400 kilocalorías. Por ejemplo: 80 kg por 1 kilocalorías por 24 horas = 1920 menos 400 kilocalorías = 1500 kilocalorías; es decir, empieza con 1500 kilocalorías.

1200 kilocalorías

		H. Carbono	Proteínas	Lípidos	kcal
Cereal	3.0	45.0	6.0	0.0	204
Cereal con grasa		0.0	0.0	0.0	0.0
Leguminosas	1.0	20.0	8.0	1.0	121.0
Leche A (descremada)		0.0	0.0	0.0	0.0
Leche B (semidescremada)	1.0	12.0	9.0	4.0	120.0
Leche C (entera)		0.0	0.0	0.0	0.0
Leche (d) con azúcar		0.0	0.0	0.0	0.0
Carne, queso y huevo A		0.0	0.0	0.0	0.0
Carne, queso y huevo B	5.5	0.0	38.5	16.5	302.5
Carne, queso y huevo C		0.0	0.0	0.0	0.0
Carne, queso y huevo D		0.0	0.0	0.0	0.0
Verdura	6.0	24.0	12.0	0.0	144.0
Frutas	2.0	30.0	0.0	0.0	120.0
Grasas	2.5	0.0	0.0	12.5	112.5
Grasas con proteína	1.0	3.0	3.0	5.0	69.0
Azúcares		0.0	0.0	0.0	0.0
Azúcares con grasa		0.0	0.0	0.0	0.0
CÁLCULO	1	134	76.5	39.0	
OBTENIDO	KCAL	536	306.0	351.0	1193
		44.9	25.6	29.4	
	0	45	25	30	
CÁLCULO	GRAMOS	135.0	75.0	40.0	
TEÓRICO	KCAL	540	300	360	1200

1300 kilocalorías

		H. Carbono	Proteínas	Lípidos	kcal
Cereal	3.0	45.0	6.0	0.0	204
Cereal con grasa		0.0	0.0	0.0	0.0
Leguminosas	1.0	20.0	8.0	1.0	121.0
Leche A (descremada)		0.0	0.0	0.0	0.0
Leche B (semidescremada)	1.0	12.0	9.0	4.0	120.0
Leche C (entera)		0.0	0.0	0.0	0.0
Leche (d) con azúcar		0.0	0.0	0.0	0.0
Carne, queso y huevo A		0.0	0.0	0.0	0.0
Carne, queso y huevo B	6.0	0.0	42.0	18.0	330.0
Carne, queso y huevo C		0.0	0.0	0.0	0.0
Carne, queso y huevo D		0.0	0.0	0.0	0.0
Verdura	6.0	24.0	12.0	0.0	144.0
Frutas	3.0	45.0	0.0	0.0	180.0
Grasas	3.0	0.0	0.0	15.0	135.0
Grasas con proteína	1.0	3.0	3.0	5.0	69.0
Azúcares		0.0	0.0	0.0	0.0
Azúcares con grasa		0.0	0.0	0.0	0.0
CÁLCULO	1	149	80.0	43.0	*
OBTENIDO	KCAL	596	320.0	387.0	1303
		45.7	24.6	29.7	
	0	45	25	30	
CÁLCULO	GRAMOS	146.3	81.3	43.3	
TEÓRICO	KCAL	585	325	390	1300

1400 kilocalorías

		H. Carbono	Proteínas	Lípidos	kcal
Cereal	4.0	60.0	8.0	0.0	272
Cereal con grasa		0.0	0.0	0.0	0.0
Leguminosas	1.0	20.0	8.0	1.0	121.0
Leche A (descremada)		0.0	0.0	0.0	0.0
Leche B (semidescremada)	1.0	12.0	9.0	4.0	120.0
Leche C (entera)		0.0	0.0	0.0	0.0
Leche (d) con azúcar		0.0	0.0	0.0	0.0
Carne, queso y huevo A		0.0	0.0	0.0	0.0
Carne, queso y huevo B	7.0	0.0	49.0	21.0	385.0
Carne, queso y huevo C		0.0	0.0	0.0	0.0
Carne, queso y huevo D		0.0	0.0	0.0	0.0
Verdura	5.0	20.0	10.0	0.0	120.0
Frutas	3.0	45.0	0.0	0.0	180.0
Grasas	3.0	0.0	0.0	15.0	135.0
Grasas con proteína	1.0	3.0	3.0	5.0	69.0
Azúcares		0.0	0.0	0.0	0.0
Azúcares con grasa		0.0	0.0	0.0	0.0
CÁLCULO	1	160	87.0	46.0	*
OBTENIDO	KCAL	640	348.0	414.0	1402
		45.6	24.8	29.5	
	0	45	25	30	
CÁLCULO	GRAMOS	157.5	87.5	46.7	
TEÓRICO	KCAL	630	350	420	1400

1500 kilocalorías

		H. Carbono	Proteínas	Lípidos	kcal
Cereal	4.0	60.0	8.0	0.0	272
Cereal con grasa		0.0	0.0	0.0	0.0
Leguminosas	1.0	20.0	8.0	1.0	121.0
Leche A (descremada)		0.0	0.0	0.0	0.0
Leche B (semidescremada)	1.0	12.0	9.0	4.0	120.0
Leche C (entera)		0.0	0.0	0.0	0.0
Leche (d) con azúcar		0.0	0.0	0.0	0.0
Carne, queso y huevo A		0.0	0.0	0.0	0.0
Carne, queso y huevo B	8.0	0.0	56.0	24.0	440.0
Carne, queso y huevo C		0.0	0.0	0.0	0.0
Carne, queso y huevo D		0.0	0.0	0.0	0.0
Verdura	5.0	20.0	10.0	0.0	120.0
Frutas	3.5	52.5	0.0	0.0	210.0
Grasas	3.5	0.0	0.0	17.5	157.5
Grasas con proteína	1.0	3.0	3.0	5.0	69.0
Azúcares		0.0	0.0	0.0	0.0
Azúcares con grasa		0.0	0.0	0.0	0.0
CÁLCULO	1	168	94.0	51.5	*
OBTENIDO	KCAL	670	376.0	463.5	1509.5
		44.4	24.9	30.7	
	0	45	25	30	
CÁLCULO	GRAMOS	168.8	93.8	50.0	
TEÓRICO	KCAL	675	375	450	1500

1600 kilocalorías

		H. Carbono	Proteínas	Lípidos	kcal
Cereal	5.0	75.0	10.0	0.0	340
Cereal con grasa		0.0	0.0	0.0	0.0
Leguminosas	1.0	20.0	8.0	1.0	121.0
Leche A (descremada)		0.0	0.0	0.0	0.0
Leche B (semidescremada)	1.0	12.0	9.0	4.0	120.0
Leche C (entera)		0.0	0.0	0.0	0.0
Leche (d) con azúcar		0.0	0.0	0.0	0.0
Carne, queso y huevo A		0.0	0.0	0.0	0.0
Carne, queso y huevo B	8.0	0.0	56.0	24.0	440.0
Carne, queso y huevo C		0.0	0.0	0.0	0.0
Carne, queso y huevo D		0.0	0.0	0.0	0.0
Verdura	6.5	26.0	13.0	0.0	156.0
Frutas	3.0	45.0	0.0	0.0	180.0
Grasas	4.0	0.0	0.0	20.0	180.0
Grasas con proteína	1.0	3.0	3.0	5.0	69.0
Azúcares		0.0	0.0	0.0	0.0
Azúcares con grasa		0.0	0.0	0.0	0.0
CÁLCULO	1	181	99.0	54.0	*
OBTENIDO	KCAL	724	396.0	486.0	1606
		45.1	24.7	30.3	
	0	45	25	30	
CÁLCULO	GRAMOS	180.0	100.0	53.3	
TEÓRICO	KCAL	720	400	480	1600

1700 kilocalorías

		H. Carbono	Proteínas	Lípidos	kcal
Cereal	5.0	75.0	10.0	0.0	340
Cereal con grasa		0.0	0.0	0.0	0.0
Leguminosas	2.0	40.0	16.0	2.0	242.0
Leche A (descremada)		0.0	0.0	0.0	0.0
Leche B (semidescremada)	1.0	12.0	9.0	4.0	120.0
Leche C (entera)		0.0	0.0	0.0	0.0
Leche (d) con azúcar		0.0	0.0	0.0	0.0
Carne, queso y huevo A		0.0	0.0	0.0	0.0
Carne, queso y huevo B	8.0	0.0	56.0	24.0	440.0
Carne, queso y huevo C		0.0	0.0	0.0	0.0
Carne, queso y huevo D		0.0	0.0	0.0	0.0
Verdura	6.0	24.0	12.0	0.0	144.0
Frutas	2.5	37.5	0.0	0.0	150.0
Grasas	4.5	0.0	0.0	22.5	202.5
Grasas con proteína	1.0	3.0	3.0	5.0	69.0
Azúcares		0.0	0.0	0.0	0.0
Azúcares con grasa		0.0	0.0	0.0	0.0
CÁLCULO	1	192	106.0	57.5	*
OBTENIDO	KCAL	766	424.0	517.5	1707.5
		44.9	24.8	30.3	
	0	45	25	30	
CÁLCULO	GRAMOS	191.3	106.3	56.7	
TEÓRICO	KCAL	765	425	510	1700

1800 kilocalorías

		H. Carbono	Proteínas	Lípidos	kcal
Cereal	5.0	75.0	10.0	0.0	340
Cereal con grasa		0.0	0.0	0.0	0.0
Leguminosas	2.0	40.0	16.0	2.0	242.0
Leche A (descremada)		0.0	0.0	0.0	0.0
Leche B (semidescremada)	1.0	12.0	9.0	4.0	120.0
Leche C (entera)		0.0	0.0	0.0	0.0
Leche (d) con azúcar		0.0	0.0	0.0	0.0
Carne, queso y huevo A		0.0	0.0	0.0	0.0
Carne, queso y huevo B	9.0	0.0	63.0	27.0	495.0
Carne, queso y huevo C		0.0	0.0	0.0	0.0
Carne, queso y huevo D		0.0	0.0	0.0	0.0
Verdura	6.0	24.0	12.0	0.0	144.0
Frutas	3.0	45.0	0.0	0.0	180.0
Grasas	4.0	0.0	0.0	20.0	180.0
Grasas con proteína	1.5	4.5	4.5	7.5	103.5
Azúcares		0.0	0.0	0.0	0.0
Azúcares con grasa		0.0	0.0	0.0	0.0
CÁLCULO	1	201	114.5	60.5	*
OBTENIDO	KCAL	802	458.0	544.5	1804.5
		44.4	25.4	30.2	
	0	45	25	30	
CÁLCULO	GRAMOS	202.5	112.5	60.0	
TEÓRICO	KCAL	810	450	540	1800

1900 kilocalorías

		H. Carbono	Proteínas	Lípidos	kcal
Cereal	5.0	75.0	10.0	0.0	340
Cereal con grasa		0.0	0.0	0.0	0.0
Leguminosas	2.0	40.0	16.0	2.0	242.0
Leche A (descremada)		0.0	0.0	0.0	0.0
Leche B (semidescremada)	1.0	12.0	9.0	4.0	120.0
Leche C (entera)		0.0	0.0	0.0	0.0
Leche (d) con azúcar		0.0	0.0	0.0	0.0
Carne, queso y huevo A		0.0	0.0	0.0	0.0
Carne, queso y huevo B	9.0	0.0	63.0	27.0	495.0
Carne, queso y huevo C		0.0	0.0	0.0	0.0
Carne, queso y huevo D		0.0	0.0	0.0	0.0
Verdura	7.0	28.0	14.0	0.0	168.0
Frutas	3.5	52.5	0.0	0.0	210.0
Grasas	4.0	0.0	0.0	20.0	180.0
Grasas con proteína	2.0	6.0	6.0	10.0	138.0
Azúcares		0.0	0.0	0.0	0.0
Azúcares con grasa		0.0	0.0	0.0	0.0
CÁLCULO	1	214	118.0	63.0	*
OBTENIDO	KCAL	854	472.0	567.0	1893
		45.1	24.9	30.0	
	0	45	25	30	
CÁLCULO	GRAMOS	213.8	118.8	63.3	
TEÓRICO	KCAL	855	475	570	1900

2000 kilocalorías

		H. Carbono	Proteínas	Lípidos	kcal
Cereal	6.0	90.0	12.0	0.0	408
Cereal con grasa		0.0	0.0	0.0	0.0
Leguminosas	2.0	40.0	16.0	2.0	242.0
Leche A (descremada)		0.0	0.0	0.0	0.0
Leche B (semidescremada)	1.0	12.0	9.0	4.0	120.0
Leche C (entera)		0.0	0.0	0.0	0.0
Leche (d) con azúcar		0.0	0.0	0.0	0.0
Carne, queso y huevo A		0.0	0.0	0.0	0.0
Carne, queso y huevo B	9.0	0.0	63.0	27.0	495.0
Carne, queso y huevo C		0.0	0.0	0.0	0.0
Carne, queso y huevo D		0.0	0.0	0.0	0.0
Verdura	8.0	32.0	16.0	0.0	192.0
Frutas	3.0	45.0	0.0	0.0	180.0
Grasas	3.5	0.0	0.0	17.5	157.5
Grasas con proteína	3.0	9.0	9.0	15.0	207.0
Azúcares		0.0	0.0	0.0	0.0
Azúcares con grasa		0.0	0.0	0.0	0.0
CÁLCULO	1	228	125.0	65.5	*
OBTENIDO	KCAL	912	500.0	589.5	2001.5
		45.6	25.0	29.5	
	0	45	25	30	
CÁLCULO	GRAMOS	225.0	125.0	66.7	
TEÓRICO	KCAL	900	500	600	2000

ANEXO 3
GUÍA DE EQUIVALENCIAS DE LAS RACIONES

Verduras alrededor de 25 calorías por ración

- Acelgas cocidas ½ taza
- Acelgas crudas 1 taza
- Alcachofas ½ pieza
- Alfalfa cruda 2 tazas
- Apio crudo 1 ½ tazas
- Berenjena 1 taza
- Berros crudos 2 tazas
- Betabel rayado ¼ de taza
- Brócoli crudo 1 taza
- Brócoli cocido ½ taza
- Calabacita 1 pieza
- Cebolla rebanada ½ taza
- Cebollita cambray 3 piezas
- Champiñones cocidos ½ taza
- Champiñones crudos 1 taza
- Chícharos cocidos ¼ de taza
- Chile chilaca 2 piezas
- Chile chipotle 2 piezas
- Chile de árbol seco 4 piezas
- Chile jalapeño 6 piezas
- Chile poblano ½ pieza (40 g)
- Col cruda 2 tazas
- Coliflor cruda 2 tazas
- Coliflor cocida 1 taza
- Ejotes picados ½ taza
- Espárragos 6 piezas

- Espinaca cocida ½ taza
- Espinaca cruda picada 2 tazas
- Flor de calabaza cocida 1 taza
- Flor de calabaza cruda y picada 4 tazas
- Germen de alfalfa crudo 3 tazas
- Haba verde 4 piezas
- Hongo portobello 1 pieza
- Hongos crudos picados 1 taza
- Jitomate 1 pieza (120 g)
- Jitomate cherry 4 piezas (100 g)
- Jugo de jitomate ¼ de taza
- Jugo de zanahoria ¼ de taza
- Lechuga 3 tazas
- Nopal cocido 1 taza
- Nopal crudo 2 tazas
- Palmito 1 pieza
- Pepino rebanado 1 taza
- Pimiento fresco 1 pieza(60 g)
- Poro ¼ de taza
- Rábanos 1 taza
- Salsa de chile ½ taza
- Tomate verde 5 piezas
- Zanahorias cherry 4 piezas
- Zanahoria picada ½ taza

Frutas 1 ración alrededor de 60 kilocalorías por ración
- Agua de coco 1 ½ taza
- Arándano fresco 1 ½ taza
- Arándano seco ½ taza
- Bluberries 3/4 taza
- Capulín 3 tazas
- Carambola 1 ½ pieza
- Cereza 20 piezas

- Cereza congelada 1 taza
- Chabacano 4 piezas
- Dátil seco 2 piezas
- Durazno 2 piezas
- Frambuesa 1 taza
- Fresa 1 taza
- Fruta de la pasión 3 piezas
- Gajos de mandarina, naranja o toronja 1 taza
- Granada china 2 piezas
- Granada roja 1 pieza
- Grosellas 1 taza
- Guanábana 1 pieza chica 240 g
- Guayaba 3 piezas
- Higo 2 piezas
- Higo deshidratado 1 pieza
- Jugo de limón ¾ taza
- Jugo de mamey 1/3 de taza
- Jugo de mandarina natural ½ taza
- Jugo de mango natural ½ taza
- Jugo de naranja natural ½ taza
- Jugo de papaya 1/3 de taza
- Jugo de toronja natural ½ taza
- Kiwi 1 pieza
- Lichis 12 piezas
- Lima 3 piezas
- Mamey 1/3 pieza
- Mandarina 2 piezas
- Mango ataúlfo ½ pieza
- Mango criollo 1 ½ pieza
- Mango manila 1 pieza
- Mango petacón ½ pieza
- Mango picado 1 taza
- Manzana 1 pieza

- Melón 1 taza
- Moras ¾ taza
- Naranja 2 piezas
- Naranja sin semilla 1 pieza
- Nectarina 1 pieza
- Níspero 25 piezas
- Orejones durazno 2 piezas
- Orejones de manzana 9 piezas
- Orejones de pera 1 pieza
- Papaya 1 taza
- Pasitas 10 piezas
- Pera ½ pieza
- Perón 1 pieza
- Piña rebanada 1 delgada
- Piña picada ¾ de taza
- Pitahaya 2 piezas
- Plátano ½ pieza
- Plátano deshidratado ¼ taza
- Plátano dominico 3 piezas
- Plátano macho ¼ pieza
- Pomarrosa 140 g
- Sandia 1 taza
- Tamarindo ¼ taza o 50 g
- Toronja 1 pieza
- Tuna 2 piezas
- Uvas 18 piezas
- Zapote ½ pieza
- Zarzamora 1 taza

Leguminosas alrededor de 120 kilocalorías por ración

- Alubias cocidas ½ taza
- Alverjón o chícharo seco crudo 35 g
- Frijoles cocidos ½ taza

- Garbanzo cocido ½ taza
- Habas cocidas ½ taza
- Hummus 5 cucharadas o 75 g
- Lentejas cocidas ½ taza
- Soya texturizada cruda 30 g
- Soya cocida 1/3 taza

Leche alrededor de 100 calorías por ración
- Leche líquida descremada 1 taza
- Leche de cabra 1 taza
- Leche de soya natural 1 taza
- Leche de almendras 1 taza
- Leche en polvo descremado 4 cdas
- Yogur bajo en grasa y sin azúcar 1 taza

Cereal o tubérculos, alrededor de 70 calorías por ración
- Alegría natural 5 cucharaditas
- Amaranto tostado ¼ taza
- Arroz cocido ½ taza
- Avena 1/3 taza
- Bagel 1/3 pieza
- Baguette 1/7 pieza
- Bolillo ½ pieza chica 25g
- Bollo de hamburguesa ½ pieza chica
- Camote 1/3 taza
- Centeno 5 cucharaditas
- Cereal multigrano sin azúcar ½ taza
- Crepas naturales 2 piezas
- Elote desgranado ½ taza
- Espagueti cocido 1/3 de taza
- Fideo ½ taza
- Galletas de animalitos 6 piezas
- Galletas marías 5 piezas

- Galletas habaneras clásicas 4 piezas
- Harinas 2 cdas
- Hojuelas de maíz sin azúcar ¾ taza
- Maíz palomero 20 g
- Palomitas sin grasa 2 ½ tazas
- Pan negro 1 rebanada
- Pan blanco 1 rebanada
- Pan integral 1 rebanada
- Pan tostado 1 rebanada
- Puré de papa ½ taza
- Salvado 8 cucharadas
- Tapioca 2 cucharadas
- Telera 1/3 de pieza
- Tortilla de maíz 1 pieza
- Tortilla de nopal 3 piezas
- Tortilla de harina ½ pieza
- Yuca ¼ pieza

Proteínas con bajo a moderado aporte de grasa, alrededor de 60 calorías por ración

PESCADOS Y MARISCOS
- Almeja fresca ¼ taza
- Atún en agua 30 g o 1/3 de lata
- Atún fresco 30 g
- Filetes de pescados 30 g
- Bacalao ¼ taza
- Bagre crudo 40 g
- Camarón seco ¼ taza
- Camarón fresco cocido 5 piezas
- Cangrejo 2 piezas
- Calamar 45 g
- Charales ¼ taza

• Ostiones cocidos 35 g
• Salmón 30 g

RES/PUERCO/CORDERO/POLLO
• Acociles o gusanos de maguey ½ taza
• Res magra cruda 40 g y cocida 30 g
• Cerdo lomo o pierna crudo 40 g o cocido 30 g
• Conejo crudo 40 g o cocido 30 g
• Costillitas 1 pieza
• Escamoles (hormigas) ¼ taza
• Machaca 15 g
• Pollo (pechuga, pierna y muslo) 40 g crudo o 30 g cocido

HUEVO entero 1 pieza
• Claras de huevo 2 piezas

QUESOS
• Adobera 30 g
• Panela 30 g
• Ricota 30 g
• Requesón 30 g
• Cottage ¼ taza
• Oaxaca 30 g
• Frescos 30 g

Grasas alrededor de 45 calorías por ración
• Aceites 1 cucharada
• Spray PAM 5 disparos
• Aceituna negra sin hueso 5 piezas
• Aceituna verde sin hueso 6 piezas
• Aderezos cremosos 1 cucharada
• Aguacate 1/3 de pieza

• Coco 8 g
• Coco rallado 1 ½ Arándano
• Crema 1 cucharada
• Mantequilla 1 cucharada
• Mayonesa 1 cucharadita

Oleaginosas o grasas con proteína
• Ajonjolí 4 cucharaditas
• Almendras 10 piezas
• Almendras picadas 4 cucharaditas
• Cacahuate 14 piezas
• Chía 7 cucharadas
• Nueces 8 mitades
• Pepitas 2 cucharadas
• Pistaches 18 piezas

ANEXO 4
AYUDAS COMPLEMENTARIAS:
CIRUGÍA BARIÁTRICA Y/O FÁRMACOS

La cirugía bariátrica es una muy buena alternativa para la obesidad; sin embargo, muchos pacientes, aunque sean candidatos, no están preparados emocionalmente para ella; es por eso necesario el acompañamiento psicológico y nutricional aplicando todo lo que anteriormente se ha mencionado en el libro.

La cirugía bariátrica por sí sola ayuda a perder kilos de peso, pero la luna de miel dura alrededor de dos años, y si el paciente no aprendió a controlar sus impulsos, no aprendió a comer sano, a hacer buena elección de alimentos, no hace ejercicio y no lleva un estilo de vida sano, volverá a ganar algunos kilos.

De igual manera, la farmacología (a la cual no me voy a enfocar, ya que no soy médico), es solamente una ayuda, pero no es eficaz a mediano o largo plazo si no existe esa educación psico-nutricional.

Para las cirugías bariátricas, el paciente debe tener una preparación prequirúrgica y se debe hacer una elección correctamente.

Dos conceptos que debes conocer son:

- **Cirugías de Restricción.** Se basan en reducir la capacidad del estómago, limitando la cantidad de alimentos que el paciente puede ingerir, al tiempo que se genera sensación de saciedad.
  Ejemplos: gastroplastía, banda gástrica ajustable, gastrectomía vertical tubular y plicatura gástrica.

- **Cirugías de malabsorción.** Se basan en introducir modificaciones en los intestinos, de tal manera que estos absorban una cantidad menor de nutrientes de los alimentos ingeridos.
  Ejemplos: Cruce duodenal y derivación biliopancreática.

- **Cirugías Mixtas.** Combinan un componente restrictivo y otro malabsortivo.
  Ejemplos: Bypass gástrico, cruce duodenal o switch duodenal y derivación biliopancreática.

Las cirugías más comunes aquí en México son:

- **Bypass gástrico en Y de Roux.** Este procedimiento es el método más común de bypass gástrico. Consiste en crear una pequeña bolsa desde el estómago y conectar la bolsa recién creada directamente con el intestino delgado. Está indicada en *obesidad mórbida* y funciona a base de restricción y malabsorción.

- **Minibypass**. Crea un tubo estrecho con capacidad aproximada de 100 cc que se conecta al intestino delgado aproximadamente a 1,5 y hasta 2,5 metros del comienzo, a través de una sola anastomosis (unión), en una ubicación que pasa por alto la porción absorbente en el intestino, sin hacer ningún corte ni separación en el intestino delgado. *Efectivo para DB* y *obesidad mórbida*.

- **Manga gástrica.** Se extirpa un 80 % del estómago, el cual adquiere la forma de una bolsa larga en forma de tubo. Puede estar indicada en *pacientes jóvenes sin comorbilidades o comedores de grandes volúmenes*.

- **SASI** con bipartición intestinal es un procedimiento en donde se realiza una manga gástrica convencional seguida de la conexión del intestino distal a la manga gástrica previamente formada. El significado de SASI son las siglas en inglés de «Single Anastomosis Sleeve Ileal» es decir, anastomosis única entre la manga y el íleon (intestino distal). Puede ayudar mucho a pacientes con *obesidad mórbida, comedores en grandes volúmenes y que tienen reflujo y comorbilidades*.

- **Derivación biliopancreática** con cruce duodenal. Para *obesidad extrema con comorbilidades*.

- **Bipartición duodenal o Santoro:** Se realiza una gastrectomía en manga y una derivación del alimento, como si fuera un bypass, dejando una unión entre el estómago y el intestino más corta que en el tipo de cirugía anterior. Para *obesidad extrema con comorbilidades*.

En cualquiera de estas cirugías bariátricas el paciente debe estar preparado físicamente (dieta pre-cirugía para disminuir lo que más se pueda el hígado graso) y emocionalmente.

Si tú te decides por la cirugía bariátrica como bastón en tu educación nutricional, debes someterte a un tratamiento nutricional y emocional al menos un año después de la cirugía, y pasar por una dieta de líquidos claros, líquidos generales, papillas y sólidos especiales (ya que al principio no podrás comer algunos alimentos que son generalmente intolerados, como cortes de carne, arroz, picante, y prácticamente de por vida no podrás consumir el coco, debido a que es muy fibroso y de difícil digestión).

Es importante conocer que no deberás comer alimentos dulces, grasas ni alcohol por lo menos durante un año, ya que éstos alimentos pueden causar síndrome de dumping o vaciamiento rápido con síntomas como náuseas, vómito, dolor abdominal, diarrea, distensión abdominal (sensación de hinchado), sudoración, debilidad, palpitaciones, mareos y/o enrojecimiento facial.

- **Dumping precoz:** Aparece entre diez y treinta minutos después de comer. Es consecuencia del paso rápido de la comida hacia el intestino inmediatamente después de comer.

- **Dumping tardío:** Aparece a las dos o tres horas después de comer, cuando los alimentos ricos en azúcar llegan al intestino, se eleva el nivel de glucosa en sangre y el páncreas aumenta la liberación de insulina.

Este aumento de insulina provoca una caída rápida de los niveles de glucosa en sangre, esto se conoce como hipoglucemia.

Recuerda también que después de una cirugía bariátrica el consumo de multivitamínicos será permanente y el de proteína en polvo por algún tiempo. Deberás vigilar siempre el hierro, vitaminas D3, B12 y el calcio. Tu nutriólogo o médico te podrán ir asesorando.

Además, algunas recomendaciones que te doy son:

- Come con pensamientos únicamente positivos y sin estar estresado o enojado.
- No importa de qué creencia seas, bendecir tus alimentos es algo muy positivo.
- Mastica correctamente y lo más que se pueda, es parte del secreto.
- No juntes tus papillas ni tus alimentos sólidos con agua ni con ninguna otra bebida; es decir, debes comer en seco.
- Te recomiendo que comas con cubiertos de niño para que el bocado sea más pequeño.
- Es importante que comas con buena compañía, ya sea un familiar o un amigo.

Como puedes ver, tanto en el tratamiento convencional como en la cirugía bariátrica el fin es el mismo: una "reeducación nutricional y psicológica".

ANEXO 5
OBESIDAD EN MÉXICO

Cada día vemos más obesidad en todo el mundo, a pesar de que tenemos más información y se supone que somos más civilizados. Nos estamos automatando, encontramos en muchos artículos evidencias y estudios científicos en donde nos indican que cada vez hay más obesidad.

El Gobierno de México nos informa que en los últimos treinta años, el sobrepeso y la obesidad se han convertido en una epidemia que afecta a uno de cada tres niños y adolescentes, y a siete de cada diez adultos en México. (4)

Además, ya se sabe que la obesidad aumenta el riesgo de padecer comorbilidades, que son padecimientos adicionales causados por la misma obesidad. Estas comorbilidades son principalmente la diabetes mellitus, la enfermedad isquémica del corazón, la hipertensión, las grasas sanguíneas altas conocidas como dislipidemias, y otras enfermedades cerebrovasculares y cáncer. Todas estas enfermedades disminuyen la calidad de vida e incrementan el riesgo de muerte prematura entre quienes las padecen. (4). Pero además tenemos comorbilidades emocionales como depresión y baja autoestima, entre otras.

El Senado de la República nos indica que, en el año 2019, más de 260 mil muertes fueron a causa de la obesidad: 156

mil por enfermedades cardiovasculares, y más 104 mil por diabetes. (5)

Ahora con este nuevo trastorno que es una crisis sanitaria, el COVID-19 (causado por el virus SARS-COV2), algunos estudios realizados tanto en México como en otros países han encontrado y revelan la relación entre las personas con comorbilidades (enfermedad cardiovascular y cerebrovascular, diabetes mellitus, asma y enfermedad pulmonar obstructiva crónica) y el riesgo de desarrollar un cuadro severo de la infección por SARS-COV2.

Las personas con obesidad (1.43 veces), diabetes (1.87 veces) y/o hipertensión (1.87 veces) tienen casi dos veces más probabilidades de desarrollar COVID-19 severo al ingreso hospitalario, comparadas con aquellas personas sin estas enfermedades (Denova, et al., 2020).

Ello nos está indicando la necesidad de hacer mayores esfuerzos para combatir y prevenir la obesidad a fin de reducir la carga de las enfermedades crónicas y los resultados adversos tanto para la salud física como financiera en el país. (5) Y yo añadiría que hasta para la salud emocional.

A lo largo del tiempo, muchos estudios nos han revelado que la obesidad tiene un origen multifactorial y es el resultado de prácticas y factores de riesgo que pueden ser de carácter inmediato (a nivel individual), intermedio (en el entorno de los individuos) y básicos o estructurales (a nivel macro), y que ocurren en diferentes etapas a lo largo del curso de vida. (4)

La gestación y los primeros años de vida constituyen una etapa esencial para controlar o prevenir el desarrollo de esta epidemia de obesidad. Los programas deben incluir acciones que promuevan y protejan desde los primeros años de vida la lactancia materna y las prácticas adecuadas de alimentación durante la infancia. (4)

En el año 2018, el 22% de los menores de cinco años estaba en riesgo de padecer sobrepeso. A estas edades, el 83% de niñas y niños consumen de manera cotidiana bebidas (no lácteas) endulzadas, seguidas de la ingesta de botanas, dulces y postres, lo que constituye un serio problema de salud pública, (4) pues como ya sabemos, la causa principal de la obesidad es la entrada de más kilocalorías y menos gasto energético. (4)

Una diversidad de factores biológicos, psicosociales, y sus interacciones determinan los comportamientos alimentarios y se asocian con la forma en la que el organismo reacciona a estos estímulos. (4)

Entre los factores que predisponen a la obesidad se encuentran los biológicos y los ambientales. Dentro de los biológicos se consideran las alteraciones biológicas y endocrinas, así como la herencia; y entre los ambientales, están el estilo de vida, el trabajo y la alimentación. (6)

La probabilidad de que una persona sea obesa por aspectos biológicos es de 30 a 40%, pero hay un 60 a 70% de probabilidad de que lo sea debido a aspectos ambientales, que pueden ser modificados y controlables. (6) Por eso es que yo digo "decídete a salir de esa obesidad".

Dentro de los rasgos biológicos se encuentran cinco genotipos: 1) El "ahorrador", por haber estado expuesto a periodos de hambre; en este caso, el cuerpo, en lugar de gastar, ahorraba, y por ello el organismo tiende a acumular grasa. 2) La hiperfagia. Se caracteriza por la regulación defectuosa del hambre y saciedad y tiene como propensión el exceso de comida por la mutación del gen Leptina. 3) El sedentario. Científicos del Reino Unido lograron identificar 14 regiones genéticas que condicionan, en parte, la disposición de las personas a hacer deporte. El estudio fue publicado por *Nature Communications*. 4) El genotipo causante de la baja oxidación de los lípidos. Y, 5) el genotipo de adipogénesis, que es el proceso mediante el cual las células multipotenciales (aquellas que pueden generar más tipos de células) se diferencian a adipocitos maduros para cumplir un importante papel metabólico y endocrino. Prácticamente, es la habilidad de almacenar de forma eficiente la grasa. (6)

La herencia es otro factor. Se dice que, si ambos padres son obesos, el riesgo de que el hijo lo sea es de entre 50 y 69 por ciento. "Por eso deben tomarse medidas, incluso antes de la concepción". (6). Previamente, en mi opinión, son necesarios unos seis meses como mínimo de que ambos padres encuentren un peso sano y lleven una alimentación adecuada sin alimentos industrializados.

Existen otros elementos biológicos, por ejemplo, las alteraciones endocrinas, (como el síndrome de ovarios poliquísticos, el hipotiroidismo o la resistencia a la insulina). (6). Sin embargo, muchas veces provocamos estos padecimientos principalmente por la cantidad y calidad de alimento que consumimos, entonces se vuelve el mismo alimento un detonante para padecerlos. Nos damos cuenta entonces de que los factores básicos para adquirir la obesidad comprenden tanto el contexto físico, social, económico, ambiental y político a nivel macro (nacional, global) como la urbanización, la industrialización, las innovaciones tecnológicas para la producción y procesamiento de alimentos y el transporte, la política agro-alimentaria de abasto de alimentos y de comercio internacional, los medios de comunicación, el sistema alimentario y el marco legal que sustenta las políticas, los cuales inciden o modifican las causas intermedias de la obesidad. (4)

Para que sea sostenible una dieta saludable, debe iniciarse desde los primeros años de vida (es responsabilidad en gran medida de los padres). Se debe proteger, promover y apoyar la lactancia materna exclusiva los primeros seis meses de vida. Y luego introducir la ablactación a partir de esa edad, con el orden que el pediatra y/o nutriólogo especialista vaya indicando y por supuesto con alimentos frescos y de temporada, así como alimentos locales según la región de la dieta del niño. Se podrá continuar amamantando hasta los dos años o más, si la madre y el niño así lo desean. (4)

A lo largo del curso de la vida se debe consumir en la dieta un mayor número de alimentos frescos, como frutas y verduras, cereales de granos enteros, leguminosas cocidas y no fritas, además de semillas y oleaginosas. Por otro lado, moderar el consumo excesivo de alimentos de origen animal y disminuir el consumo de harinas refinadas, grasas saturadas, y carne roja, y evitar el consumo de alimentos ultra industrializados y procesados, bebidas azucaradas y carnes procesadas o embutidos. (4)

Yo, como nutrióloga, estoy a favor del sistema de equivalencias mexicano; le llamo también plan de alimentación por puntos o raciones, pues es un método para calcular las raciones de cada grupo de alimentos para cada paciente en lo individual, ya sea para una alimentación normal o especializada para alguna patología, es decir el plan es personalizado; el mismo paciente diseña su menú a su gusto basándose en las equivalencias. En este sistema los alimentos equivalentes están divididos en subgrupos a partir del esquema de Grupos Alimentarios (cereales, lácteos, leguminosas, frutas, verduras, grasas, grasas con proteínas u oleaginosas, azúcares, proteínas de origen animal en donde entran res, pollo, cerdo, pescado, quesos y huevo) propuestos por la "NOM-043-SSA2-2005. Servicios básicos de salud.

Para cada subgrupo de alimentos equivalentes se indica su aporte nutrimental promedio, mostrándonos así la cantidad de energía (kilocalorías) y los gramos de cada macronutrimento (carbohidratos, lípidos y proteínas) que aporta un equivalente de dicho subgrupo alimentario. (7)

Así podemos los nutriólogos calcular el contenido energético y los macronutrientes de los alimentos que daremos a nuestros pacientes en una forma individualizada de acuerdo a las características de la persona; por ejemplo, si la persona es deportista y quiere aumentar masa muscular, o si es una persona de la tercera edad y de igual manera quiere evitar la sarcopenia (pérdida de masa muscular), o si es persona con daño renal, o diabética, etc.

Otras preguntas para ti:

¿Eres mexicano?

____

¿Crees que estás dentro de estas estadísticas de obesidad?

____

¿Has llevado dieta de equivalencias?

____

¿Te gusta el sistema? ¿Por qué SÍ, o por qué NO?

____

¿Has llevado el plan de alimentos sin romperlo más de seis meses? _______________________________________

¿Por qué supones que lo has roto?

____

____

¿Piensas en alimentar, nutrir y activar tus mitocondrias?

____

¿Tienes consciencia de tu metabolismo? Explica en qué:

____

____

¿Consumes prebióticos y probióticos? ¿En qué alimentos, o solamente en pastillas?

____

____

¿Te hidratas bien, cómo lo haces?

____

¿Consumes antioxidantes? ¿Cuáles?

____

____

¿Cuidas tu flora intestinal, cómo?

____

____

¿Sabías que el estrés te puede engordar?

____

____

¿Te gustaría tomar las riendas de tu salud, alimentación y cuerpo?

____

¿Te gustaría aprender más?

Escríbeme

beatrizsainzgomez@gmail.com

¡Decídete ahora!

BIBLIOGRAFÍA

(1) Sáinz Gómez, Nutrición en la cirugía bariátrica 2°
edición Manual Moderno.

(2) Marta Coronado H, Rey Gutiérrez T, Marcela Vázquez
F, Claudia Radilla V. Antioxidantes: perspectiva actual
para la salud humana. Revista Chilena Nutrición, vol. 42,
N°2, junio 2015.

(3) Sridevi Devaraj, Peera Hemarajata, James Versalovic,
La microbiota intestinal humana y el metabolismo
corporal: implicaciones con la obesidad y la diabetes.
Acta Bioquímica Clínica Latinoamericana, vol. 47, núm.
2, abril-junio, 2013.

(4) Irma Kánter Coronel. Magnitud del sobrepeso y
obesidad en México: Un cambio de estrategia para su
erradicación. Instituto Belisario Domínguez, Senado de la
República. Mirada Legislativa. N° 197. Febrero 2021.

(5) Juan Ángel Rivera Dommarco, M. Arantxa Colchero,
Mario Luis Fuentes, Teresita González de Cosío Martínez,
Carlos A. Aguilar Salinas, Gonzalo Hernández Licona,
Simón Barquera. La Obesidad en México. Estado de la
política pública y recomendaciones para su prevención y
control. EDITORES: Instituto Nacional de Salud Pública.
30 agosto 2020.

(6) Facultad de medicina. Boletín UNAM-DGCS-354. Ciudad Universitaria. 21 de mayo de 2017.

(7) Pérez Lizaur AB y cols. SMAE, Sistema Mexicano de Alimentos Equivalentes. 4ª ed. México: Fomento de Nutrición y Salud, A.C. / Ogali; 2014

AGRADECIMIENTOS

Tengo gratitud a mi Padre Dios por la vida que me dio, agradezco a mis padres aquí en la tierra, que en su momento me forzaron a estudiar, a Elsa, mi hermana, por motivarme a estudiar la licenciatura de nutrición, a mi hermano Federico por ser un apoyo en todo momento.

Agradezco muy profundamente a los médicos que me mandan pacientes y a estos últimos por confiar en mí, gracias a ellos he podido formar la experiencia que tengo; gracias a Adrián Alcalá por compartir tu experiencia.

Licenciado Francisco González, gracias por todo tu apoyo, por ser mi mentor en el proceso de escritura.

Rocío Sáinz, simplemente gracias.

SER
Editorial

¡Me gustaría saber tu opinión!
Escríbenos un correo a:
contacto@sereditorial.com
www.sereditorial.com